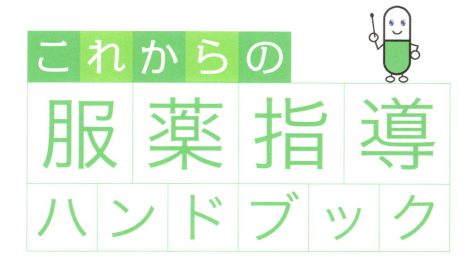

これからの服薬指導ハンドブック

患者対応力を高める知識と技法

大井一弥 ―― 編著
Kazuya Ooi

講談社

執筆者一覧 （敬称略、五十音順）

編著者
大井一弥　　　鈴鹿医療科学大学薬学部　教授　（第1章）

著者
井上　裕　　　城西大学薬学部　教授　（第11章）

門脇大介　　　崇城大学薬学部　教授　（第3章）

神村英利　　　福岡大学病院薬剤部　薬剤部長／福岡大学薬学部　教授　（第6章）

菊池千草　　　昭和薬科大学　教授　（第10章、第13章）

近藤悠希　　　熊本大学大学院生命科学研究部（薬学系）　准教授　（第3章）

千葉健史　　　順天堂大学医学部附属順天堂医院薬剤部　課長補佐／順天堂大学薬学部　准教授
　　　　　　　（第5章）

細谷　治　　　日本赤十字社医療センター薬剤部　部長　（第8章）

町田奈緒子　　東京都薬剤師会　理事／（株）タカサ　薬局部薬局教育課　課長　（Pick up 解説）

松本康弘　　　（株）ワタナベ薬局　上宮永店　管理薬剤師　（第4章）

丸岡弘治　　　介護老人保健施設　横浜あおばの里　薬剤部　薬局長　（第7章）

森　尚義　　　鈴鹿医療科学大学薬学部　准教授　（第2章）

山浦克典　　　慶應義塾大学薬学部　教授　（第9章）

横山　聡　　　近畿大学薬学部　准教授　（第12章）

本文イラスト　かたおか朋子　（Picuk up 解説・第2章・第9章）

（注）本書の内容は、薬剤情報すべてを網羅するものではありません。また、薬剤の情報は常に変化しています。薬剤の実際の使用に際しては、添付文書などを十分ご確認のうえお取り扱いください。
※薬品名（一般名）については、特別な場合を除き、読みやすさと慣例を考慮し、省略した名称で記載しています。
※本書に記載されている商品名などは、一般に各社の商標または登録商標です。本書では©、®マークを省略している場合があります。

はじめに

　日本は、世界に類を見ないスピードで超高齢社会が進んでおり、これからも高齢化率が高まることが予想されています。近年、医療の高度化と共に医療費も増加の一途をたどっています。また平均寿命の延びは、医療機関だけでなく、在宅医療の進展も大きく後押ししています。このように患者背景は大きく変化し、80歳で化学療法を受ける、手術が施行されることも珍しくはありません。このため、多彩な病態や症状を呈する患者から何とか状況を好転させたいために、薬剤師に求める服薬に関する相談も多様性を極めています。

　2023年5月8日に新型コロナウイルス感染症が5類に移行しましたが、ここに至るまで次々とワクチンや治療薬の開発が行われ、有効性が高いという論文が発表された後、後続試験で結果や考察が覆ることも経験してきました。つまり学術的知見は、常に更新される可能性があることを再認識しておく必要があります。

　これまで薬剤師は、薬がどのように効いて、副作用がいつ、どのように発現するかという可能性について、ライフステージに応じた服薬指導を行ってきました。つまり患者は、薬剤師に知識の提供だけを期待しているのではなく、薬や健康に関する悩みや考えを汲み取った、真に寄り添ってくれる服薬指導を求めています。

　近年、ChatGPTなど生成AIが大きな話題となっていますが、今後の薬剤師は、これら情報とうまく共存しながら、患者に不利益をもたらさない服薬指導を提供する力が必要といえます。

　本書では、このような時代の変化を見据えて、目の前の患者に安心・安全をもたらすことができる身近な服薬指導本を目指し、これが欲しかったと読者の期待に応えられる内容に仕上げることができたものと確信しております。

　最後になりましたが、本書の企画・編集にあたり終始ご協力を賜りました、講談社サイエンティフィク国友奈緒美部長には深謝いたします。

2024年12月

大井一弥

これからの
服薬指導 ハンドブック
患者対応力を高める知識と技法

目次

Part I
服薬指導の基礎と制度

第1章　服薬指導と薬剤師..........................2
1.1　服薬指導とは 2
A. 医薬分業と服薬指導...............................2
B. 患者層と服薬指導....................................3
1.2　服薬指導の基本と方法 4
A. 情報の伝え方の基本 4
B. 薬の薬理作用と服薬指導........................5
　（1）NSAIDs の薬理作用..........................5
　（2）患者背景の考え方.............................6
C. 服薬指導の新しい展開 7
　（1）在宅...7
　（2）オンライン 8
1.3　特徴的な患者への対応 9
A. 患者と薬剤師の相性................................9
1.4　服薬指導と薬学教育 10

第2章　服薬指導の法的根拠と報酬....13
2.1 服薬指導の法的根拠 13
A. 歴史的経緯 13
B. 情報の提供および指導 14
C. 継続的服薬指導 14
　（1）薬剤師法 14
　（2）医薬品、医療機器等の品質、有効性及び

安全性の確保等に関する法律（医薬品医療
機器等法、薬機法）...................................15
2.2 服薬指導の報酬.....................................16
A. 医科診療報酬（医療機関）.......................16
B. 調剤報酬（薬局）...................................17
2.3 服薬指導における法令遵守...............19
A. 債務不履行..19
B. 不法行為..20
C. 診療報酬・調剤報酬の不正請求 21
関連法規と通知...21

第3章　OTC医薬品の服薬指導..........25
3.1　OTC医薬品とは（定義、販売、法律）.....
....25
A. 要指導医薬品とは？................................25
B. 第 1 類医薬品とは？.............................27
C. 第 2 類医薬品とは？.............................27
D. 第 3 類医薬品とは？.............................28
E. OTC 医薬品に関連したその他の規制（濫用
に関する事項）...28
F. OTC 医薬品以外の健康に資する食品等につ
いて..29
3.2　セルフメディケーション...................30
A. セルフメディケーションとは？（定義）.........30
B. セルフメディケーションが推奨・推進される
理由は？...30
3.3　顧客の相談と情報の提供 31
A. OTC 医薬品と医療用医薬品の服薬指導に
おいて異なる点 31
B. OTC 医薬品使用における消費者のヘルスリ
テラシーの重要性.......................................33
C. OTC 医薬品に関する添付文書情報 35
　（1）医療用医薬品の添付文書との違い....35
　（2）OTC 医薬品の添付文書.....................35
D. OTC 医薬品を販売する前に確認するべきこ
と...38

（1）疾患の推測 38

（2）生活スタイルや職業への配慮............. 39

（3）誰が服用するのか................................... 40

E. OTC 医薬品を販売後に薬剤師が行うべきこと 40

3.4 薬剤師による OTC 医薬品についての教育・啓発活動の重要性 41

Pick up解説　オンライン服薬指導 44

1　オンライン服薬指導ってなに？ 44

2　始まりはいつ？

〜法規上の変化の流れ・感染症拡大の影響〜 44

①〈オンライン服薬指導の始まり〉 44

②〈新型コロナウイルス感染症の影響〉 44

③〈社会情勢に合わせた運用整備〉 45

3　医療 DX とオンライン服薬指導の関連 ...

.... 46

4　メリット・デメリット 46

①〈患者にとってのメリット〉 46

②〈患者にとってのデメリット〉 49

5　業務の流れ 〜受付から薬の受け渡し〜 ... 51

①受付から実施可否の判断 51

②オンライン服薬指導実施から医薬品交付まで

.... 52

6　対応例 53

Part II
患者ライフステージ・
シチュエーション別　服薬指導

第4章　小児 56

4.1　小児の特徴 56

4.2　小児において特に注意すべき薬剤 .. 57

A. 抗菌薬... 57

B. 抗ヒスタミン薬 58

C. 麻薬性薬剤 58

D. 非ステロイド性抗炎症薬 59

4.3　小児への服薬指導の工夫 60

A. 調剤の工夫 60

（1）小児用量 60

（2）小児特有の調剤 60

B. 説明の工夫 64

（1）子どもに対して 64

（2）保護者に対して 64

（3）保護者以外の方（親族・友達）に対して .....

.... 64

C. 服薬の工夫 65

（1）飲めないと本当に効かない？................... 65

（2）年齢によって対応が変わる................... 65

（3）飲食物との混合 68

（4）薬剤の変更 68

（5）保護者に寄り添う指導 70

4.4　患者からのよくある質問とその答え方

.... 70

Q1 アセトアミノフェンは坐薬と散剤どちらが効きますか？ 70

Q2 坐薬を出したけど、どうしたらよい？......... 70

Q3 目薬を上手くさせない、どうしたらよい？......

.... 71

Q4 この症状は副作用ではないですか？......... 71

Q5 嘔吐しているけど、何を飲ませたらよい？......

.... 72

v

第5章　妊婦・授乳婦 74

5.1　妊婦・授乳婦の特徴 74
A. 妊婦に対する薬剤治療に関する基礎知識 74
- （1）妊娠週数と妊娠検査 74
- （2）胎盤の役割と薬剤の胎盤移行性 75
- （3）ベースラインリスク 76
- （4）薬剤の使用時期と胎児への影響 76

B. 授乳婦に対する薬剤治療に関する基礎知識 78
- （1）母乳育児の利点 78
- （2）母乳分泌 78
- （3）母乳への薬剤移行 79
- （4）母乳移行性や乳児への影響を予測するための指標 80

C. 妊婦・授乳婦の薬剤治療に関する代表的な情報源 81
- （1）医療用医薬品添付文書 81
- （2）オーストラリア医薬品評価委員会（ADEC）のリスクカテゴリー 82
- （3）Briggs Drugs in Pregnancy and Lactation（書籍） 83
- （4）Drugs and Lactation Database（LactMed®） 83

5.2　妊婦・授乳婦において特に注意すべき薬剤 84

5.3　妊婦・授乳婦への服薬指導 85
A. 妊婦への服薬指導のポイント 86
B. 授乳婦への服薬指導のポイント 87

5.4　患者からのよくある質問とその答え方 88
Q1 妊娠中や授乳中の飲酒は、胎児や乳児にどのぐらいリスクがありますか？ 88
Q2 妊娠中や授乳中の喫煙は、どのぐらいリスクがありますか？ 89

第6章　高齢者 93

6.1　高齢者の特徴 93
A. 機能低下・フレイル 93
B. 薬物動態・薬力学の変化 95
C. 多病による多剤併用 95

6.2　高齢者において特に注意すべき薬物 96
A. 薬剤起因性老年症候群の原因薬物 96
B. 特に慎重な投与を要する薬物 97
C. 開始を考慮するべき薬物 98

6.3　高齢者への服薬指導の工夫 98
A. 調剤の工夫 98
- （1）内服薬の剤形 99
- （2）徐放性製剤 100
- （3）投与間隔が長い薬物 100
- （4）配合剤 101
- （5）内服薬と全身作用性貼付剤または持効性注射剤がある薬物 101

B. 説明の工夫 102
- （1）用法の説明 102
- （2）服薬時刻の設定 103
- （3）飲み忘れたときの対応の仕方 103
- （4）服薬完結のすすめ 104
- （5）副作用の伝え方：自覚可能な初期症状と対処方法 104
- （6）家族・介護者に服薬支援を依頼 104

C. 服薬の工夫 104
- （1）嚥下困難 104
- （2）手指が不自由 106
- （3）認知機能低下 106
- （4）服薬への不安 106
- （5）飲みづらさ 107

6.4　患者からのよくある質問とその答え方 108
Q1 食前の薬を飲み忘れたら、食後に飲んでもよいか？ 108
Q2 以前もらって余っている薬があるが、使って

も大丈夫か？......................................110

Q3 症状が同じなら、自分に処方された薬を家族や友人に飲ませてよいか？......................110

Q4 生活習慣病の薬はずっと飲み続けなければならないのか？......................111

第7章 在宅・施設......................113

7.1 在宅患者への服薬指導・薬剤管理指導
......................**113**

A. 在宅患者訪問薬剤管理指導／居宅療養管理指導の概要......................113

B. 薬剤師の役割・業務......................114

（1）薬剤業務で行っていること......................114

（2）他職種と共有している情報......................115

（3）他職種からの情報で、訪問薬剤管理指導に役立った情報......................115

7.2 介護老人保健施設での薬剤師の役割.
......................**117**

A. 介護老人保健施設（老健施設）の概要......117

（1）介護施設の形態......................117

（2）介護老人保健施設（老健施設）の概要....
......................117

B. 老健施設という環境を踏まえた薬剤師の役割......................118

（1）人員配置について......................118

（2）「薬剤のコスト」〜医療保険は原則使えない......................120

C. 老健施設内での薬剤師の役割活動......120

（1）入所前......................120

（2）入所時（入所当日）......................121

（3）入所中......................121

（4）退所時（退所前の準備）......................122

（5）在宅復帰に向けての服薬支援について..
......................122

7.3 支援・要介護者の服薬支援や指導の工夫......................**124**

A. 服薬アドヒアランス......................125

B. 自助具の活用......................127

C. 内服薬自己管理の評価......................127

D. 患者本人への指導の工夫......................127

E. 家族や介護者への指導の工夫......................129

F. 薬がスムーズに飲めないときは多職種連携で解決を探る......................129

G. とろみ剤を使う場合の工夫......................129

第8章 がん終末期の痛みのケア......132

8.1 がん患者に生じるおもな症状......132

8.2 痛みへの対応......................133

A. 痛みの定義と全人的な苦痛......................133

B. 痛みのアセスメント......................133

8.3 オピオイド鎮痛薬......................136

A. オピオイド鎮痛薬の種類と特徴......................136

B. 鎮痛薬の選択と除痛の目標の共有......................136

C. オピオイド鎮痛薬による副作用......................137

D. オピオイド誘発性便秘とその対策......................138

第9章 特徴的な患者への対応......143

9.1 待てない患者......................143

A. 待てない患者には2種類ある......................143

B. 待てない患者への対応......................144

（1）せっかちな患者には必要な時間を伝える......................144

（2）時間がない患者には優先順を考えて......
......................144

9.2 文句を言う、困った要求をする患者......
......................**145**

A. 医療者としての対応とは？......................145

B. 「薬が足りなかった」と訴える患者への対応...
......................146

（1）相手を疑うような態度は NG......146

（2）薬剤師として最も大切な一言とは....147

vii

（3）繰り返す患者に確認したいこと........147

C. 会計について文句を言う患者への対応 ...148

D. 処方薬を返品したいと言う患者への対応 ......
....149

E.「待ち時間が長い」と怒る患者への対応...149

（1）薬剤師の仕事を理解してもらう.......149

（2）「時間がかかって当たり前」という態度は
ご法度 150

9.3　聞いたことに答えてくれない患者 ....
....**150**

A. 質問の意図を知ってもらう 150

B. まずは絶対確認したいことだけを聞く.....151

C. フレンドリーであることを期待しない.......152

9.4　話が長い患者 **152**

9.5　医師の悪口を言う患者 **153**

A. 肯定も否定もせずやりすごす 153

B. 悪口に隠された本音を慮る 154

9.6　お薬手帳を提示してくれない患者 ....
....**154**

9.7　代理人が患者の状況を把握していない
....**155**

9.8　ハンディキャップのある患者 **156**

A. 麻痺のある患者は「何ができないか」をまず
確認 156

B. 耳が遠い患者はツールなどを用いて 157

C. 見えにくい患者は文字の大きさ、色に工夫を
....157

第10章　面分業と服薬指導 159

10.1　面分業の手順 **159**

A. 受付 160

（1）書類の確認 160

（2）お薬手帳の確認 160

B. 初回利用者の情報収集 161

（1）患者との位置の取り方 161

（2）話し方・聞き方 161

（3）患者への確認事項 163

C. 先発医薬品と後発品医薬品の説明 163

D. 在庫がないときの説明 164

E. 服薬指導 165

（1）あいさつと場所 165

（2）薬剤情報提供書 165

（3）2回目以降 165

（4）リフィル処方箋 166

F. 継続的フォローアップ 166

10.2　多角的にみることの大切さ........**167**

第11章　薬剤の調製と服薬指導 168

11.1　処方箋の形式と処方内容の監査........
....**168**

A. 処方内容の監査 168

（1）形式的監査（処方箋の記載事項に漏れ・
誤りがないか確認するための監査）.........169

（2）処方監査（処方内容が患者にとって適切
かどうか確認するための監査）.................169

11.2　薬袋の作成と秤取量の計算........**171**

A. 薬袋・薬札（ラベル）の作成 171

（1）調剤した薬剤に適した薬袋を選択 ...171

（2）薬袋（薬札）に記載する事項 171

B. 秤取量の計算 171

（1）散剤の場合 171

（2）水剤の場合 172

11.3　散剤の調剤 **172**

A. 散剤計量調剤の特徴と注意点 172

B. 散剤調剤の流れと方法 172

（1）流れ 172

（2）準備するもの 173

（3）秤量の準備と流れ 173

（4）秤量の実際 174

（5）混和 175

（6）分割分包 175

（7）調剤薬監査 176

11.4 液剤の調剤.................176

A. 内用液剤調剤の特徴と注意点...........176

（1）内用液剤とは...........176

（2）液剤計量調剤の注意点...........177

B. 液剤調剤の流れと方法...........177

（1）流れ...........177

（2）準備するもの...........177

（3）投薬瓶の選択と秤量器具の準備......178

（4）秤量（必要時には賦形）...........178

（5）調剤薬監査...........180

C. 内用液剤に使用する水および器具...........180

（1）水...........180

（2）秤量用器具...........180

D. 内容液剤の配合変化...........181

11.5 注射剤の調製.................181

A. 注射剤調製時の注意点...........181

B. 注射剤の調製の流れと注意点...........182

（1）流れ...........182

（2）注射処方箋の標準的な記載事項.....182

（3）処方監査...........183

11.6 品質管理.................184

A. 保存条件...........184

B. シロップ剤...........185

C. 坐剤の保管方法...........185

Part III
医療情報の伝え方

第12章
疾病に応じた医薬品情報提供..........188

12.1 高血圧症患者に対する医薬品情報の提供.................189

A. 利尿薬...........189

（1）ループ利尿薬...........189

（2）サイアザイド系利尿薬...........189

（3）カリウム保持性利尿薬...........189

B. Ca 拮抗薬...........190

C. ACE 阻害薬／ARB...........190

12.2 心不全患者に対する医薬品情報の提供.................191

A. β遮断薬...........191

B. アンジオテンシン受容体ネプリライシン阻害薬（ARNI）...........192

C. ミネラルコルチコイド受容体拮抗薬（MRA）...........192

D. SGLT2 阻害薬...........192

12.3 糖尿病患者に対する医薬品情報の提供.................193

A. インスリン製剤...........193

B. スルホニルウレア薬...........194

C. ビグアナイド薬...........194

D. グリミン薬...........194

E. チアゾリジン薬...........195

F. αグルコシダーゼ阻害薬...........195

G. DPP-4 阻害薬...........195

H. SGLT2 阻害薬...........196

12.4 脂質異常症患者に対する医薬品情報の提供.................196

A. HMG-CoA 還元酵素阻害薬...........196

B. フィブラート系薬剤...........197

C. 小腸コレステロールトランスポーター阻害薬...........197

ix

D. PCSK9 阻害薬 197

**12.5　高尿酸血症患者に対する医薬品情報
の提供 198**
　A. 尿酸排泄促進薬 198
　B. 尿酸生成阻害薬 198

**12.6　がん患者に対する医薬品情報の提供
.................................199**
　A. 殺細胞性抗がん薬の情報提供 199
　　（1）殺細胞性抗がん薬＜注射薬＞ 200
　　（2）殺細胞性抗がん薬＜内服薬＞ 201
　B. 分子標的薬の情報提供 202
　　（1）小分子化合物 202
　　（2）抗体薬 204
　C. ホルモン療法薬の情報提供 205
　　（1）抗エストロゲン薬 205
　　（2）アロマターゼ阻害薬 206
　　（3）GnRH アゴニスト / アンタゴニスト .206
　　（4）抗アンドロゲン薬 206

**第13章
注意事項等情報／添付文書から見た
患者指導 207**
13.1　添付文書を読むにあたって 207
13.2　添付文書を読み取る方法 208
　A.「添文ナビ®」の利用 208
　B. PCからの検索 209
13.3　薬効の見方・伝え方 209
　A. 薬効の見方 209
　B. 伝え方 211
　C. 適応外使用 211
13.4　副作用の見方・伝え方 214
　A. 添付文書と患者向医薬品ガイド 214
　B.「重篤副作用疾患別対応マニュアル」.215
　C. 副作用の伝え方で気をつけるべきこと 218
13.5　服用中の注意事項 218
　（1）「9. 特定の背景を有する患者に関する

注意」.................................218
　（2）「10. 相互作用」、「14. 適用上の注意」..
.................................219

13.6　貯法の見方・伝え方 220
　（1）ワーファリンの例 220
　（2）インスリンの保管 221

13.7　患者が誤解しやすいことがら 222
　（1）相互作用のある薬や食べ物や健康食品
は、同時に飲まなければ大丈夫か。 222
　（2）手術や抜歯をするときは、いつ主治医に
相談するか。 222
　（3）グレープフルーツジュースを避ける薬は、
グレープフルーツも食べてはいけないのか。
.................................222
　（4）「高所作業、自動車の運転等危険を伴う
機械を操作する際には注意させること」とは。
.................................222
　（5）患部に塗布する適量はどれくらいか。
.................................222

索引 224

Part I

服薬指導の基礎と制度

第1章　服薬指導と薬剤師

第2章　服薬指導の法的根拠と報酬

第3章　OTC医薬品の服薬指導

Pick up 解説　オンライン服薬指導

第 1 章
服薬指導と薬剤師

大井一弥

はじめに

　服薬指導は、薬剤師が行う重要な業務の1つです。患者は小児、妊婦、高齢者というようにライフステージが異なるため、それぞれ特徴的な疾患に対して適正に薬剤が投与される必要があります。1980年頃までは、がん患者であれば医療者側が患者への告知状況を確認しながら、服薬指導の内容をその都度模索してきた経緯があります。つまり、この頃の服薬指導は明確な基準がないために、医療機関によってその内容に大きな差異があったものと考えられます。

　1990年代になるとエビデンス・ベースド・メディスン（EBM）が広く浸透し、それまでの経験則の医療から根拠に基づく医療へと大きく流れが変わり始めました。また、1988年には入院患者に対して服薬指導（薬歴作成なども含む）を行った際に、初めて保険点数が認められるようになりました。この頃から全国的に病院、薬局問わず服薬指導の重要性が増し、それ以降も薬の効き方から副作用の可能性に至るまで、幅広い内容について丁寧な服薬指導が求められるようになりました。

1.1　服薬指導とは

A. 医薬分業と服薬指導

　医師は、患者の診断そして治療や処置を行い、薬の投与が必要と判断された場合、処方箋を発行します。次いで薬剤師は、処方箋に基づき調剤し、薬歴などを参考にしながら服薬指導を行います。

　医薬分業が進んだ今日では、薬局薬剤師、病院薬剤師に応じた専門性を発揮することが求められており、服薬指導の多様性に加えて質的向上もみられてきています。

　2023年度の、院外処方箋の発行は年間約8.6億枚[1]であり、保険薬局に属する薬局薬剤師は、薬の説明にとどまらず、薬の効きや副作用チェックなど交付後の患者動向を知ることも服薬指導の一環になっています（図1.1）。一方で病院薬剤師は、入院患者を対象とした服薬指導が主であり、医師や看

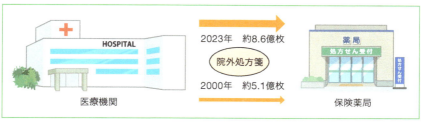

図1.1 院外処方箋と枚数の変化

護師らとチーム医療を実践しながら薬のトータルマネジメント能力が求められています。

> **ミニメモ** 医薬分業と調剤
>
> 明治時代の薬学創始者である下山順一郎は、すでに先進国で実施している医薬分業について、最初に日本でその必要性を述べたとされています。下山は、医師は医業が専門であり、調剤に関する知識は十分でないために薬剤師が調剤に関わる行為に対して責任を持つべきであるとしています。医師が処方から調剤に至るまで医薬兼業を行うのであれば、誤用がわかりにくいことを問題提起したようです[2]。現在、医薬分業は、定着してきていますが、長い歴史の中で、昭和時代の後半になってようやく本格的な議論が高まりました。

B. 患者層と服薬指導

日本の**高齢化率**（65歳以上人口の割合）は、1975年には7.9％、80年は9.1％、85年は10.3％、そして97年には15.7％に達したとされ、急速に人口の高齢化が進行しています。2024年9月時点で日本の高齢化率は29％を超え（総務省発表）、75歳以上の高齢者も増え続けており、15％を超えています。このように、日本は世界に類を見ない少子高齢化の傾向に歯止めがかからず、生産年齢人口（15～64歳）割合の低下、すなわち経済成長、社会保障制度の支え手の減少は大きな課題となっています。

そのため服薬指導を体系立てるには、高齢者の健康・医療面のみならず、これまでの患者の背景を総括的に捉えていく必要があります。2020年、厚生労働省の患者調査によれば、65歳以上の1日当たりの外来患者は361万8600人と推計され、2011年（332万9900人）の調査に比べて約29万人増えています。そして、2022年の国民医療費は、総額46兆6967億円に上り、

年代別に見ると65歳以上の医療費が6割超を占めています。

近年は、在宅患者である高齢者も増えており、薬剤師の服薬指導も患者居宅などに移動して行う機会が増えているために、患者の個別最適化を意識した服薬支援が必要となっています。

1.2 服薬指導の基本と方法

A. 情報の伝え方の基本

まず薬剤師は、患者に対して**明るく**、**清潔な印象**を与えることが重要です。次のステップとして、患者と薬剤師との関係が長く続くことを考えますが、そのためには**共感的対応力**が非常に重要になってきます。そして薬剤師は、常に目の前の**患者の心理状態を把握**しながら、患者指導を成立させなければなりません（図1.2）。

この関係性がうまくいかないと、患者は次からこの薬局に来なくなるかもしれません。つまり患者と薬剤師の関係は、教科書のようなシナリオどおりに展開しないことも念頭におくべきです。

2024年現在、薬局薬剤師は、いまだに診断名を情報として知ることができない状態で服薬指導を行っています。つまり処方箋には、患者の氏名、年齢、薬名、分量、用法、用量などの記載義務はありますが、診断名は記載義

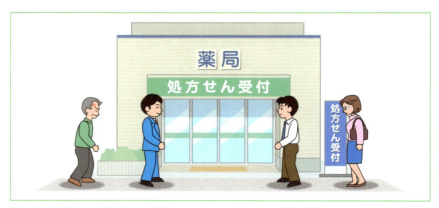

図1.2 患者のさまざまな心理状況

務対象外です（医師法施行規則第21条）。患者のプライバシーの保護がその大義名分ですが、このため薬剤師は、処方内容から診断名を推定するか、患者本人や医療機関に診断名を尋ねるしかありません。最近は、診断名や検査値を処方箋に記載する医療機関も増えてきましたが、まだまだ少数です。そのため多くは処方薬に基づいて、添付文書やこれまでの経験を基に服薬指導を行いますが、どの患者に行っても同じというような画一的なものでは意味がありません。薬剤師は、患者が何を知りたいのかを察知して服薬指導力を発揮する必要があります。

　患者背景はさまざまなため、患者に応じた薬の有効性と安全性が確保できる情報提供が必要です。しかし、薬剤師が持っている知識をすべて伝達しようとして、一方的な指導にならないように注意しなければなりません。薬剤師は、言い切る伝え方よりも、患者側のインテリジェンスの問題や心理状態に配慮した服薬指導を行い、双方向で理解しあえる関係を保つことが重要です。

B. 薬の薬理作用と服薬指導

　2020年1月28日、日本政府は渡航歴のない日本人男性が国内で初めて新型コロナウイルス感染症（COVID-19）を発症したと発表しました。COVID-19発症時には、ほとんどが発熱を呈するために、非ステロイド性抗炎症薬（NSAIDs）の使用は必須といえます。

（1）NSAIDs の薬理作用

　NSAIDs は、ロキソプロフェンを代表的に使用頻度が多く、解熱効果の高い薬剤です。また超高齢社会の日本では、高齢者において骨や関節疾患などの炎症や疼痛に対して NSAIDs が繁用されています。

　負傷や炎症によって細胞膜のリン脂質は、アラキドン酸を生成し、シクロオキシゲナーゼ（cyclooxygenase：COX）を介してプロスタグランディン（PG）を生成します。この PG が発熱や鎮痛を誘発しますが、NSAIDs は COX を阻害し、PG 産生を抑制することで消炎鎮痛効果を発揮します。COX には、COX-1 および COX-2 の2つのサブタイプがあります。基本的に COX-1 は全身に存在し、胃粘膜保護作用や胃粘膜血流増強作用を有しており、COX-1 選択性の高いインドメタシンのような薬剤では、胃潰瘍や十二指腸潰瘍の発症リスクが高いことが知られています。一方で COX-2 は

炎症部位に発現しているために、胃粘膜障害は発現しにくいとされています。NSAIDs の服薬指導を行う場合には、このような薬理作用の知識が指導を行うためのベースとなります。それに加えて薬の味や剤形、効き始める時間、痛みに効かない場合どうするかなどの対処法、そして胃部不快感、むくみ、尿量減少などが生じる副作用の可能性などについて患者に指導します。

（2）患者背景の考え方

さて患者が処方箋を持って来局した場合、処方薬を手にするまでの経緯を考えてみます。

まず患者が病院やクリニックを受診した理由は、

・身体のどこかに異常を感じた

・健康診断・人間ドックで異常を指摘された

・受診を勧められた

の 3 つに大別されます。

そして、受診の結果、治療の必要がある、もしくは、治療の必要がないに分けられます。

例えば、腰が痛く、医療機関を受診したとします。そして検査が必要と判断されると、まずは X 線撮影し、後日 MRI 検査などが行われるのが一般的です。その検査の結果としては、以下の 4 つのパターンが考えられます。

①明らかな病変はなく、次回受診の必要なし（処方箋なし）

②ほんの少し神経の圧迫所見がみられた（患者心理として深刻に感じていない）

③ほんの少し神経の圧迫所見がみられた（患者心理として深刻に感じている）

④重篤性の高い骨疾患を有することがわかった（患者心理としてほとんどが深刻になる）

受診前は、不安な心理状態であっても、診断が下ることで、不安が解消される患者もいれば、不安が増強する患者もいます。ここで①〜④の患者の心理を考えてみます。

①処方箋なしの場合：腰部に明らかな病変があるかもしれないという不安から逃れたといえます。しかし、腰痛が続くような場合、一般用医薬品を購入するために薬局を訪れることが考えられます。

②ほんの少し神経の圧迫所見がみられた（患者心理として深刻に感じない

場合）：腰痛をどう捉えるかは、患者次第ですが、病気を多く経験していたり、受診前に骨などに重大な病気ではないかと不安に思っていたならば、「少しくらいの神経の圧迫なら大丈夫だろう。単なる腰痛でよかった」「それほど重い病気ではなかったので安心」という心理状態になると考えられます。

③ほんの少し神経の圧迫所見がみられた（患者心理として深刻に感じる場合）：一方で、病気の経験があまりないか、病気になること自体で不安感が増す（例えば、神経質な性格）患者であれば、たとえ腰痛であってNSAIDs のみの処方でも、骨がもっと悪くなるのではないか、薬の副作用が出ないかというように不安が増強したりします。

④重篤性の高い骨疾患（患者心理として深刻）：超高齢社会の日本では、高齢者数が激増しているために骨疾患患者も増えています。治療がうまくいき、完全に治癒する場合もあれば、痛みが長引いて病気が進行するなど訴えはまちまちです。いずれにしても、元来の性格も左右して、不安感はさらに増強していくでしょう。

　以上、NSAIDs を例に挙げて、症状が出てから、受診し、検査を受けた後の結果の受け止め方について述べました。同じ薬であっても患者によって効き方はさまざまであるために、症状や心理状態に応じた服薬指導が求められ、それが患者の治療効果に大きく影響していきます。

C. 服薬指導の新しい展開

（1）在宅

　近年では、薬剤師が患者宅を訪問して、服薬指導を行う在宅訪問が多くなってきています。これらは、**居宅療養管理指導**もしくは**在宅患者訪問薬剤管理指導**のいずれかになります（第 7 章参照）。

　薬を単に玄関先に送り届けるだけではなく、患者宅で薬剤師が服薬指導を行う業務になります。患者宅の訪問によって薬剤師は、服薬の現実を直視することができます。例えば、たくさんの**残薬**などは、訪問してわかることが多く、医師、看護師だけでなく介護支援専門員などとの多職種連携も重要になってきます。ポリファーマシーが招く残薬かもしれませんが、その要因となる背景は、複雑です。認知機能低下による理解不足、患者の服薬拒否など、さまざまな要因が絡んでいると考えられます。患者自身で服薬が困難な場合

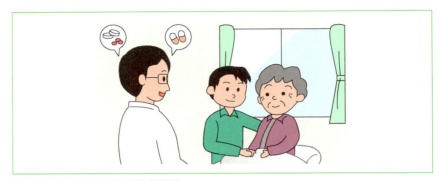

図1.3　在宅における訪問服薬指導

は、薬剤師が服薬のキーパーソンを決めておくことも必要かもしれません（図1.3）。

(2) オンライン

　オンライン服薬指導は、パソコンやスマートフォンなどの情報通信機器を利用して実施するもので、2020年9月に解禁されました（図1.4）。

　なお、オンライン服薬指導についての詳細は、「Pick up解説 オンライン服薬指導」（p.44）で取り上げます。

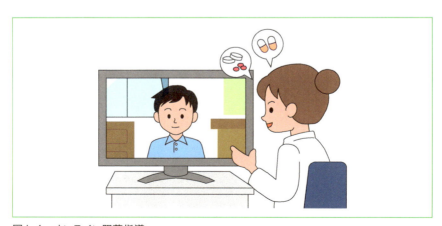

図1.4　オンライン服薬指導

1.3 特徴的な患者への対応

A. 患者と薬剤師の相性

　日常業務のなかで、薬剤師が誠実な対応をしても、患者の負の感情が時折爆発することがあります。

　つまり服薬指導において相手の意図に反する指導を行ってしまうなど、会話が決裂してしまうわけです。このような際、患者は、薬剤師に対する不信感が増強しており、怒る、怒鳴るというような感情的な行為が表面に出てきます（図1.5）。

　患者は、病気に対する不安や体調の悪さなどもあり、コミュニケーションが取りにくくなる場合が多いことも事実です。患者が怒るような場合、その原因を追究し、直近の対応に原因があれば迅速に対応することで解決へと向かいますが、長期にわたる医療への不信等が根底にある場合には、他の薬剤師や医療スタッフの助言や指導も受けながら、解決へと導くことも必要です。人と人には、必ず相性があるため、担当薬剤師を交代することも1つの選択肢になるかもしれません。

　詳しくは、第9章「特徴的な患者への対応」で解説しています。

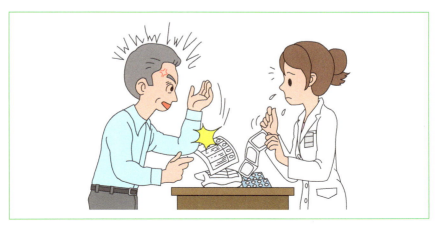

図1.5　怒る患者

第 1 章　服薬指導と薬剤師

> ## コラム　待ち時間の問題
>
> 　病院や薬局どちらにおいても患者のクレームが多いものとして、待ち時間の長さがあります。これはいつの時代も根強くありますが、患者の性格が大きく影響していると考えられます。
> 　例示すると
> 　・せっかちである（そもそも待つことが苦手である）
> 　・合理的なものを好む（道理が通っていることが好きで無駄が嫌い）
> 　・同時にいろんなことをしたがる（TVを見ながら本を読む、ネットもしたい）
> 　・礼儀やルールを重んじる（バスや電車でキチンと並ぶ）
> 　次いで、待ち時間に対して不満を抱くケースとその対応について表にまとめました。表に挙げた以外にも、薬剤師をはじめとした医療スタッフが感じよく対応できるように心掛ける、子どもを遊ばせておけるスペースを設ける、「急ぎ窓口」と「ゆっくり相談窓口」を分けるなど、さまざまなアイデアが今後必要になると考えられます。
> ＊具体的なアイデアとしては、
> ・お薬手帳に基づいて、検査値もみながら処方薬を丁寧に説明をする。
> ・病気や薬について、不安なこと、疑問点を尋ねやすい環境の提供。患者が質問を思いつかなければ、「〇〇なときはどうされていますか？」など、具体例をあげて質問する。
> ・場合によっては、処方薬にとらわれない健康に関する相談・質問にも答える。ただし、これらの質疑応答を行う場合には、結論そして具体例やデータで補強した理由による説明が必要です。
>
> | 待ち時間に関して不満を抱くケース | その対応策 |
> | --- | --- |
> | ・長時間待たされたわりに自分の指導は一瞬で終わった場合 | 待ち時間が長かった患者にこそ、丁寧に時間をかけて接する |
> | ・時間がかかる理由がわからないまま待った場合 | 時間がかかる理由と、その程度についてあらかじめ説明しておく |
> | ・時間をもてあまして退屈した場合 | 退屈しないような設備・備品・人員を整える |
> | ・次が誰の番かわからないまま待つこととなった（あるいは順番を抜かされた）場合 | 自分があとどれくらいで呼ばれるか、わかるようにする |

1.4　服薬指導と薬学教育

　薬学教育では、服薬指導のスキルに必要な**コミュニケーション能力**の育成についてその重要性が理解されています。またコミュニケーション能力のみならず、薬剤師として必要な技能や態度について、学生時代にある程度、到達度を認識しておく必要があります。

薬剤師は、科学的知見を得たら知識として積み上げて、患者に有益となる薬物治療の提供ができるように研鑽しておかなければなりません。

薬学教育が6年制へと移行したのは2006年であるため、すでに18年以上が経過しました。従来の基礎薬学中心の教育から、患者を志向した医療系科目が増え、教育内容は変化してきています。その中でも患者応対に適応できることを想定したコミュニケーション学の講義や演習も充実してきています。

服薬指導を行う薬剤師は、薬に関する知識の習得はもちろんのこと、薬の情報伝達に関わるコミュニケーション能力がますます要求されています。それは、以前に比べて患者が医薬品情報を知る機会が増えており、独自で情報を整理していることが多いからです。そのため薬剤師は、独自性を全面に出さず患者の意向を汲んだ指導を行い、正しい情報提供を実践することで患者の諸問題を解決しなければなりません。つまり、服薬指導において、薬剤師と患者が双方向に良好な関係を成立させて、患者から支持されるコミュニケーション能力を成熟させていく必要があります（図1.6）。

薬学教育における薬剤交付では、一定の対応ができれば成績が不可になることはありません。しかし、患者は性別、年齢、病気や服用薬など内容のすべてに違いがあり、また性格も異なります。したがって、定型的な服薬指導

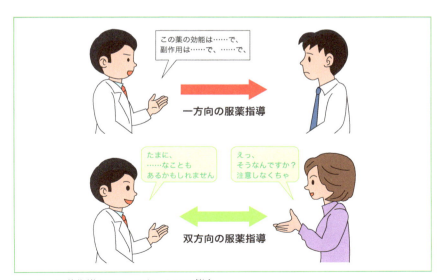

図1.6　服薬指導とコミュニケーション能力

から患者の期待に応えるための個別化を想起して、多様な悩みを解決していく能力が求められます。

患者は、薬剤師の服薬指導に何を求めているのでしょうか。薬の効き方について説明を受けたい患者もいれば、副作用の可能性を聞きたい患者もいます。つまり、患者はさまざまであり、患者が今、どのような心理状況にあるのかを瞬時に判断し、共感的態度で患者と接することができれば、双方のコミュニケーションをより充実させることが可能といえます。また、何でも相談できる雰囲気を形成し、相談内容にも適切に答えることができれば、患者から大きな信頼を得ることになります。

さらに、患者と薬剤師との関係が、長期になることもあります。適切な関係を継続していくためには、医療人としての信頼が基盤にないと成り立ちません。

患者と薬剤師の関係は、教育の場にあるようなシナリオどおりにはいかないことが頻繁にあるため、スタッフ間でより良い患者との関係構築に向けた情報共有が最も重要になってきます。

参考引用文献

1）日本薬剤師会：医薬分業進捗状況（保険調剤の動向）令和5年度（令和5年3月～令和6年2月）集計 https://www.nichiyaku.or.jp/activities/division/faqShinchoku.html
2）天野宏ほか：下山順一郎の医薬分業論．薬史学雑誌，32：130-134, 1997

第 2 章
服薬指導の法的根拠と報酬

森 尚義

はじめに

　医薬品に対する社会的関心の高まりと、治療に対する自己決定権の多様化により、医薬品の正しい使用方法のほか、薬効・副作用・相互作用・保管方法など、薬剤師が薬物療法の安全性と有効性の確保に必要と思われる事項を判断し、患者にわかりやすく伝えることが求められています。このような社会的背景を受けて、服薬指導は薬剤師法（p.21 参照）に定められる薬剤師の任務となりましたが、そこには法的な根拠と明確な規定が存在します。

　また、患者に服薬指導を行うことにより、薬剤師は診療報酬・調剤報酬という対価を受けることができます。非営利原則に基づいて提供されるべき医療について、金銭の話題は忌み嫌われるかもしれませんが、薬剤師の職能が経済的な評価を受けているという事実も、しっかりと自覚しておく必要があります。

　一方で、その対価に見合う服薬指導を行わないことは、薬剤師に求められる職業倫理の基本を軽視するだけでなく、我が国の国民皆保険制度の根本に抵触する重大な不正行為となります。このことは、国民の信頼を裏切り、国民の財産を不当に取得しようとするものとみなされることもあるため注意が必要です。

　これから患者対応力をブラッシュアップしようとするみなさんにとって、法規はなかなか理解しづらいものと想像しますが、個人の能力や考え方の違いの許されない、社会の規範として理解しておかなければなりません。

　本章では、服薬指導の法的根拠と報酬について解説します。

2.1 　服薬指導の法的根拠

A. 歴史的経緯

　薬剤師法が制定された 1960（昭和 35）年の時点では、いわゆる服薬指導に関連する条文は存在しませんでした。**薬剤師法第 25 条の 2** に「情報の提供および指導」の条文が加えられ、薬剤師に調剤した薬剤についての情報提供が義務化されたのは 1996（平成 8）年のことです。さらに、**薬剤師法第 25 条の 2 第 2 項**に継続的服薬指導に関する条文が加えられ、薬剤師に服薬

第 2 章　服薬指導の法的根拠と報酬

期間中の患者に対する継続的なフォローアップが義務化されたのは 2020（令和 2）年のことです。これらの歴史的経緯から、社会情勢の変化に即して法改正が行われてきた事実をみてとることができます。

B.　情報の提供および指導

薬物療法の安全性と有効性の確保に努めることは、薬剤師に求められる職業倫理の基本であり、**薬剤師法第 25 条の 2** において、薬剤師は薬剤の適正な使用のため、調剤時に患者に対して必要な情報を提供し、必要な薬学的知見に基づく指導を行うことを義務付けています。この条文に罰則規定は設けられていませんが、後述する診療報酬・調剤報酬の算定に大きく関わるため、適切な服薬指導を行うには、実施すべき明確な項目が存在することを正しく理解しておかなければなりません。

C.　継続的服薬指導

継続的服薬指導は、決して新たな概念というものではありません。公益社団法人日本薬剤師会は、従前より、服薬期間中の患者に対する継続的なフォローアップを薬剤師の基本業務として認識していました[1]。また、2015（平成 27）年に厚生労働省が策定した「患者のための薬局ビジョン」[2] では、患者本位の医薬分業の実現に向けて、服薬情報の一元的・継続的把握とそれに基づく薬学的管理・指導、24 時間対応・在宅対応、医療機関などとの連携など、かかりつけ薬剤師・かかりつけ薬局の今後の姿を明らかにするとともに、中長期的視野に立って、門前薬局からかかりつけ薬局への再編の道筋を示していました。

その後、患者が住み慣れた地域で安心して医薬品を使用することができる環境を整備するため、薬剤師と薬局の在り方の見直しが行われ、2020（令和 2）年に、「調剤された薬剤の交付時に限らず、薬剤師が必要に応じて患者の薬剤の使用状況の把握や服薬指導を行う義務と、薬局薬剤師が他の医療提供施設の医師等に対して、患者の薬剤の使用に関する情報を提供する努力義務」が法制化されました。

（1）薬剤師法

2020（令和 2）年に、従来の服薬指導の条文に加えて、「薬剤の使用状況を継続的かつ的確に把握し、患者に薬学的見地に基づく指導を行うこと」が

義務付けられました（**薬剤師法第25条の2第2項**）。なお、服薬期間中の患者に対する継続的なフォローアップは「薬剤師が必要と認める場合」と定められているため、必ずしもすべての患者に行う必要はありませんが、その適応については慎重に判断し、その内容を正確に薬剤服用歴（いわゆる薬歴）に記録しておくことが重要です。

（2）医薬品、医療機器等の品質、有効性及び安全性の確保等に関する法律（医薬品医療機器等法、薬機法）

2020（令和2）年に薬剤師法が改正されたのと同時に、医薬品、医療機器等の品質、有効性及び安全性の確保等に関する法律（医薬品医療機器等法）も改正されました。薬局に関する事項は医薬品医療機器等法で定められており、薬剤師が薬局において調剤された薬剤の使用の状況を「継続的かつ的確に把握し、必要な情報の提供または必要な薬学的知見に基づく指導を行う」ことを、薬局開設者に義務付けています（**医薬品医療機器等法第9条の4第5項、第36条の4第5項**）。

また、薬局薬剤師は薬局において調剤された薬剤の適切かつ効率的な提供のため、医療を受ける者の薬剤の使用に関する情報を、他の医療提供施設において診療や調剤に従事する医薬関係者に提供することにより、医療提供施設相互間の業務の連携の推進に努めなければならないことも規定されました（**医薬品医療機器等法第1条の5第2項**）。このため、薬局開設者は、医療を受ける者に必要な薬剤の安定的な供給を図るとともに、当該薬局において薬剤師による情報の提供が円滑になされるよう配慮しなければなりません（**医薬品医療機器等法第1条の5第3項**）。このほか、医薬関係者の責務として、医薬品等の有効性と安全性、適正な使用に関する知識と理解を深めるとともに、これらを使用する対象者に対して、「適正な使用に関する正確かつ適切な情報の提供に努めなければならない」ことも規定されました（**医薬品医療機器等法第1条の5**）。

以上、服薬指導の法的根拠について**図2.1**にまとめました。

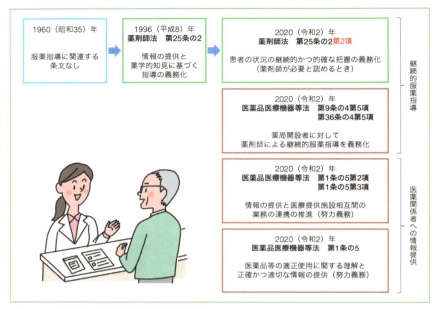

図2.1 服薬指導の法的根拠の歴史的経緯

2.2 服薬指導の報酬

　患者に服薬指導を行うことにより、薬剤師は**診療報酬・調剤報酬**という医療の提供の対価を受けることができます。薬剤師の職能が経済的な評価を受けていることをしっかりと自覚しておかなければなりません。診療報酬・調剤報酬は、我が国の医療保険制度における重要な位置を占めるものであり、これらを適正に請求し、受領することは、薬剤師に求められる職業倫理において遵守しなければならない基本的な事項です。このため、保険医療機関・保険薬局は療養の給付に関し、保険医・保険薬剤師は健康保険の診療または調剤に関して、厚生労働大臣または都道府県知事の指導を受けなければならないと規定されています（**健康保険法第73条、国民健康保険法第41条、高齢者の医療の確保に関する法律第66条**）。

A. 医科診療報酬（医療機関）

　医療機関において入院患者に対して行う服薬指導は、医師の依頼のもとに薬剤師が行う薬剤管理指導業務の一環となります。薬剤管理指導業務とは、

「薬剤師が薬剤服用歴の管理と服薬指導を介して入院患者の薬物療法への認識を向上させ、また患者から得られた情報を他の医療従事者にフィードバックすることにより、患者の薬物療法を支援するもの」と定義されます。よって、医科診療報酬の規定では、入院患者に対して行う服薬指導は医師の同意を得る必要があります。

歴史的には、1988（昭和63）年に、患者ごとの服薬指導・薬歴の作成などの業務に対して算定できる調剤技術基本料（入院患者1人につき月1回100点）が新設されたことに始まり、その後、増点や**薬剤管理指導料**への変更を経て、現在に至っています。

○薬剤管理指導料（入院患者）

1　特に安全管理が必要な医薬品が投薬または注射されている患者	380点
2　1の患者以外の患者	325点

○退院時薬剤情報管理指導料（入院患者）　　　　　　　　　　　90点

医療機関が、外来患者に対して院内処方を行ったときに、患者の求めに応じて、処方した医薬品の説明等を文書により提供した場合、**薬剤情報提供料**を算定することができます。また、患者の求めに応じて、薬剤の名称等を手帳（いわゆる「お薬手帳」）に記載した場合は、**手帳記載加算**を算定することができます。しかしながら、これらは服薬指導ではなく、あくまで文書の提供に対する評価ですので、一部の特殊な薬剤を除き、医療機関における外来患者については院外処方箋を発行することが望ましいと考えます。

○薬剤情報提供料（外来患者）	4点
○手帳記載加算（外来患者）	3点

B.　調剤報酬（薬局）

調剤報酬は、健康保険法第76条第2項および高齢者の医療の確保に関する法律第71条第1項の規定に基づく厚生労働大臣告示「診療報酬の算定方法」に調剤報酬点数表として定められるものであり、国民健康保険法および感染症の予防及び感染症の患者に対する医療に関する法律などに基づく各種公費負担医療でも適用されます。薬局において外来患者に対して行う服薬指

導は、医療機関における入院患者とは異なり、医師の同意を必要としませんが、特殊な病態下においては、医師との協議を行うことも考慮します。

2022（令和4）年度の調剤報酬改定[3]において、薬局における調剤業務の一連の工程を対物業務と対人業務に分けて評価できるよう、抜本的な構造改革が実施されました。いわゆる対人業務にあたる、調剤した医薬品の薬剤情報提供・服薬指導・薬剤使用状況の継続的な把握と指導を評価した服薬管理指導料が点数化され、服薬期間中の患者に対する継続的なフォローアップが算定の要件に明記されました。また、オンライン服薬指導についても、通常の対面服薬指導と同等の評価体系となっています。

なお、服薬管理指導料の算定にあたっては、情報の提供と指導にとどまらず、患者情報の収集から薬剤服用歴（いわゆる「薬歴」）の記録まで、詳細な要件が定められていることに注意が必要です。

○**服薬管理指導料**
1　原則3月以内に再度処方箋と手帳を持参した患者　　　　　　　　45点
　※手帳を持参した患者の割合が5割以下の薬局　　　　　　　　　13点
2　1の患者以外の患者　　　　　　　　　　　　　　　　　　　　59点
3　特別養護老人ホームに入所している患者　　　　　　　　　　　45点
4　情報通信機器を用いた服薬指導（1に準じる）　　　　　　　　　45点
　　　　　　　　　　　　　　　　　（2に準じる）　　　　　　　59点

2016（平成28）年度の調剤報酬改定において、患者が、施設基準に規定する要件を満たした保険薬剤師を「かかりつけ薬剤師」として選択し、患者の同意を得て、薬剤師が必要な指導を行った場合に、薬学管理料（かかりつけ薬剤師指導料）を算定することができます。

○**薬学管理料（かかりつけ薬剤師指導料）**　　　　　　　　　　**76点**

患者療養の場は在宅に広がっており、薬局においても在宅療養患者の処方箋を応需する機会が増加しています。在宅患者訪問薬剤管理指導料は単一建物の診療患者数に応じて算定し、その薬学的管理指導計画に係る疾病と別の疾病または負傷に係る臨時の投薬が行われた場合に限り、服薬管理指導料も算定できます。

○在宅患者訪問薬剤管理指導料

1	単一建物診療患者が1人	650 点
2	単一建物診療患者が2〜9人	320 点
3	1および2以外（単一建物診療患者が10人以上）	290 点

2.3 | 服薬指導における法令遵守

　適切な服薬指導を行わないことは、薬剤を使用する患者の不利益につながるのはもちろんこと、薬剤師に求められる職業倫理の基本を軽視する行為とみなされます。薬剤師の行政処分は、公正、公平に行われなければならないことから、行為の事実・経緯・過ちの軽重等を正確に判断する必要がありますが、薬剤師に求められる倫理に反する行為と判断された場合は、その事実を考慮して厳しく判断することとなります[4]。

A. 債務不履行

　薬剤師が服薬指導を行うにあたり、当然に負うべき義務を果たしていないことに起因する行為については、薬剤師に対する国民の信用を失墜させるものとして厳正な処分の対象となります。その義務には、服薬指導における情報提供・薬剤服用歴への真実の記載等といった、医療機関や薬局における実務のほか、薬剤師の職業倫理として遵守することが当然に求められている義務を含みます。さらに、国民の健康な生活を確保する任務を負うべき薬剤師自らが薬剤師法に違反する行為は、その責務を怠った犯罪であるともいえることから、これも厳正な処分の対象となります。

重要用語の解説 📖 **債務不履行**

　わかりやすく表現するなら「やるべきことをやらなかった」であり、損害賠償責任を負う可能性があります。

○**民法第415条（債務不履行による損害賠償）**：債務者がその債務の本旨に従った履行をしないとき又は債務の履行が不能であるときは、債権者は、これによって生じた損害の賠償を請求することができる。ただし、その債務の不履行が契約その他の債務

19

の発生原因及び取引上の社会通念に照らして債務者の責めに帰することができない事由によるものであるときは、この限りでない。

B. 不法行為

国民の健康な生活を確保する任務を負うべき薬剤師は、その業務の性質に照らし、危険防止のために薬剤師として要求される最善の注意義務を尽くさなければなりません。よって、その義務を怠ったときは、医療過誤または調剤過誤として取り扱われます。過誤という言葉を聞いて、調剤行為そのものを想起される人が多いかもしれませんが、適切な服薬指導を行わないことも過誤とみなされます。明らかな過失による医療過誤や調剤過誤、さらには繰り返し行われた過失等、薬剤師として通常求められる注意義務が欠けていたという事案については、厳正な処分の対象となります。また、薬剤師が従事する医療機関・薬局などの組織の管理・業務の体制、他の医療従事者における注意義務の程度、生涯学習に努めていたかどうかなどの事情も考慮して、処分の程度が判断されます。

 不法行為

わかりやすく表現するなら「やってはいけないことをやった」であり、故意（わざと／知らぬふり）と過失（うっかり）を問わず、損害賠償責任を負う可能性があります。また、使用者が責任を負う可能性もあり、数人が共同で行った場合は連帯責任を負います。
○**民法第709条（不法行為による損害賠償）**：故意又は過失によって他人の権利又は法律上保護される利益を侵害した者は、これによって生じた損害を賠償する責任を負う。
○**民法第715条（使用者等の責任）**：ある事業のために他人を使用する者は、被用者がその事業の執行について第三者に加えた損害を賠償する責任を負う。ただし、使用者が被用者の選任及びその事業の監督について相当の注意をしたとき、又は相当の注意をしても損害が生ずべきであったときは、この限りでない。
○**民法第719条（共同不法行為者の責任）**：数人が共同の不法行為によって他人に損害を加えたときは、各自が連帯してその損害を賠償する責任を負う。共同行為者のうちいずれの者がその損害を加えたかを知ることができないときも、同様とする。

C. 診療報酬・調剤報酬の不正請求

　診療報酬・調剤報酬の不正請求は、非営利原則に基づいて提供されるべき医療について、薬剤師に求められる職業倫理の基本を軽視し、薬剤師が医療の担い手としての地位を利用し、社会保険制度を欺いて私腹を肥やす行為であることから、我が国の国民皆保険制度の根本に抵触する重大な不正行為となります。よって、その行政処分の程度は、不正の額の多寡にかかわらず一定となりますが、特に悪質性の高い事案の場合には、厳正な処分の対象となります。また、健康保険法や高齢者の医療の確保に関する法律の検査を拒否する行為は、社会保険制度のもとに医療を行う薬剤師に求められる職業倫理から到底許されるべきでないことから、より重い処分の対象となります。薬局の場合、処分は保険薬局・保険薬剤師に対する注意・戒告にとどまらず、特に悪質性の高い事案の場合には、保険薬局の指定の取り消し・保険薬剤師の登録取り消し処分がなされます。保険薬局の指定が取り消された場合、再指定を受けられるのは5年後です。よって、診療報酬・調剤報酬の不正請求の重大さをしっかりと認識し、薬剤師が従事する医療機関・薬局などにおける法令遵守体制を整備することが重要です。

関連法規と通知

（最新の法令は、総務省の法令検索システム（https://laws.e-gov.go.jp/）から閲覧できます。）

薬剤師法
（情報の提供及び指導）
第 25 条の 2　薬剤師は、調剤した薬剤の適正な使用のため、販売又は授与の目的で調剤したときは、患者又は現にその看護に当たつている者に対し、必要な情報を提供し、及び必要な薬学的知見に基づく指導を行わなければならない。
2　薬剤師は、前項に定める場合のほか、調剤した薬剤の適正な使用のため必要があると認める場合には、患者の当該薬剤の使用の状況を継続的かつ的確に把握するとともに、患者又は現にその看護に当たつている者に対し、必要な情報を提供し、及び必要な薬学的知見に基づく指導を行わなければならない。

医薬品、医療機器等の品質、有効性及び安全性の確保等に関する法律（医薬品医療機器等法）
（医薬関係者の責務）

第2章　服薬指導の法的根拠と報酬

第1条の5　医師、歯科医師、薬剤師、獣医師その他の医薬関係者は、医薬品等の有効性及び安全性その他これらの適正な使用に関する知識と理解を深めるとともに、これらの使用の対象者及びこれらを購入し、又は譲り受けようとする者に対し、これらの適正な使用に関する事項に関する正確かつ適切な情報の提供に努めなければならない。

2　薬局において調剤又は調剤された薬剤若しくは医薬品の販売若しくは授与の業務に従事する薬剤師は、薬剤又は医薬品の適切かつ効率的な提供に資するため、地域における医療及び介護の総合的な確保の促進に関する法律第12条の2第3項の規定による情報の提供その他の厚生労働省令で定める方法によって、医療を受ける者の薬剤又は医薬品の使用に関する情報を他の医療提供施設において診療又は調剤に従事する医師若しくは歯科医師又は薬剤師に提供することにより、医療提供施設相互間の業務の連携の推進に努めなければならない。

3　薬局開設者は、医療を受ける者に必要な薬剤及び医薬品の安定的な供給を図るとともに、当該薬局において薬剤師による前項の情報の提供が円滑になされるよう配慮しなければならない。

（調剤された薬剤に関する情報提供及び指導等）

第9条の4　薬局開設者は、医師又は歯科医師から交付された処方箋により調剤された薬剤の適正な使用のため、当該薬剤を販売し、又は授与する場合には、厚生労働省令で定めるところにより、その薬局において薬剤の販売又は授与に従事する薬剤師に、対面（映像及び音声の送受信により相手の状態を相互に認識しながら通話をすることが可能な方法その他の方法により薬剤の適正な使用を確保することが可能であると認められる方法として厚生労働省令で定めるものを含む。）により、厚生労働省令で定める事項を記載した書面（当該事項が電磁的記録（電子的方式、磁気的方式その他人の知覚によっては認識することができない方式で作られる記録であって、電子計算機による情報処理の用に供されるものをいう。）に記録されているときは、当該電磁的記録に記録された事項を厚生労働省令で定める方法により表示したものを含む。）を用いて必要な情報を提供させ、及び必要な薬学的知見に基づく指導を行わせなければならない。

2　（略）

3　（略）

4　薬局開設者は、医師又は歯科医師から交付された処方箋により調剤された薬剤の適正な使用のため、当該薬剤を購入し、若しくは譲り受けようとする者又は当該薬局開設者から当該薬剤を購入し、若しくは譲り受けた者から相談があつた場合には、厚生労働省令で定めるところにより、その薬局において薬剤の販売又は授与に従事する薬剤師に、必要な情報を提供させ、又は必要な薬学的知見に基づく指導を行わせなければならない。

5　第1項又は前項に定める場合のほか、薬局開設者は、医師又は歯科医師から交付された処方箋により調剤された薬剤の適正な使用のため必要がある場合として厚生労働省令で定める場合には、厚生労働省令で定めるところにより、その薬局において薬剤の販売又は授与に従事する薬剤師に、その調剤した薬剤を購入し、又は譲り受けた者の当該薬剤の使用の状況を継続的かつ的確に把握させるとともに、その調剤した薬剤を購入し、又は譲り受けた者に対して必要な情報を提供させ、又は必要な薬学的知見に基づく指導を行わせなければならない。

6　薬局開設者は、その薬局において薬剤の販売又は授与に従事する薬剤師に第1項又は前2項に規定する情報の提供及び指導を行わせたときは、厚生労働省令で定めるところにより、当該薬剤師にその内容を記録させなければならない。

（薬局医薬品に関する情報提供及び指導等）

第36条の4　薬局開設者は、薬局医薬品の適正な使用のため、薬局医薬品を販売し、又は授与する場合には、厚生労働省令で定めるところにより、その薬局において医薬品の販売又は授与に従事する薬剤師に、対面により、厚生労働省令で定める事項を記載した書面（当該事項が電磁的記録に記録されているときは、当該電磁的記録に記録された事項を厚生労働省令で定める方法により表示したものを含む。）を用いて必要な情報を提供させ、及び必要な薬学的知見に基づく指導を行わせなければならない。ただし、薬剤師等に販売し、又は授与するときは、この限りでない。

2 （略）

3 （略）

4 薬局開設者は、薬局医薬品の適正な使用のため、その薬局において薬局医薬品を購入し、若しくは譲り受けようとする者又はその薬局において薬局医薬品を購入し、若しくは譲り受けた者若しくはこれらの者によつて購入され、若しくは譲り受けられた薬局医薬品を使用する者から相談があつた場合には、厚生労働省令で定めるところにより、その薬局において医薬品の販売又は授与に従事する薬剤師に、必要な情報を提供させ、又は必要な薬学的知見に基づく指導を行わせなければならない。

5 第1項又は前項に定める場合のほか、薬局開設者は、薬局医薬品の適正な使用のため必要がある場合として厚生労働省令で定める場合には、厚生労働省令で定めるところにより、その薬局において医薬品の販売又は授与に従事する薬剤師に、その販売し、又は授与した薬局医薬品を購入し、又は譲り受けた者の当該薬局医薬品の使用の状況を継続的かつ的確に把握させるとともに、その薬局医薬品を購入し、又は譲り受けた者に対して必要な情報を提供させ、又は必要な薬学的知見に基づく指導を行わせなければならない。

診療報酬の算定方法の一部改正に伴う実施上の留意事項について（通知）[5]

別添3 調剤報酬点数表に関する事項（抜粋）

○薬剤服用歴等

・薬剤服用歴等は同一患者についての全ての記録が必要に応じ直ちに参照できるよう患者ごとに保存及び管理するものであり、オンライン資格確認等システムを通じて取得した患者の診療情報、薬剤情報等を含めて、次の事項等を記載すること。

ア 患者の基礎情報（氏名、生年月日、性別、被保険者証の記号番号、住所、必要に応じて緊急連絡先）

イ 処方及び調剤内容等（処方した保険医療機関名、処方医氏名、処方日、調剤日、調剤した薬剤、処方内容に関する照会の要点等）

ウ 以下の患者情報並びに当該情報等を踏まえた薬学的管理及び指導の要点

（イ） 患者の体質（アレルギー歴、副作用歴等を含む。）、薬学的管理に必要な患者の生活像及び後発医薬品の使用に関する患者の意向

（ロ） 疾患に関する情報（既往歴、合併症及び他科受診において加療中の疾患に関するものを含む。）

（ハ） 併用薬（要指導医薬品、一般用医薬品、医薬部外品及び健康食品を含む。）等の状況及び服用薬と相互作用が認められる飲食物の摂取状況

（ニ） 服薬状況（残薬の状況を含む。）

（ホ） 患者の服薬中の体調の変化（副作用が疑われる症状など）及び患者又はその家族等からの相談事項の要点

（ヘ） 手帳活用の有無（手帳を活用しなかった場合はその理由と患者への指導の有無。また、複数の手帳を所有しており1冊にまとめなかった場合は、その理由）

エ 今後の継続的な薬学的管理及び指導の留意点

オ 指導した保険薬剤師の氏名

・薬剤服用歴等の記載に当たっては、患者から収集した情報、相談事項及び患者への指導内容を単に全て記載するのではなく、その要点を記載することで差し支えないが、指導後速やかに記載を完了させること。また、定型文を用いて画一的に記載するのではなく、指導等を行った保険薬剤師が必要事項を判断して記載すること。特に、薬学管理料やその加算を算定する場合には、その根拠及び指導内容等について簡潔に記載すること。なお、指導の内容等について処方医等へ情報提供した場合には、情報提供した文書等の写し又はその内容の要点等を薬剤服用歴等に記載又は添付すること。

・薬剤服用歴等の保存については、最終記入日から起算して3年間保存すること。

○薬剤の服用に関する基本的な説明

患者ごとに作成した薬剤服用歴等に基づいて、処方された薬剤の重複投薬、相互作用、薬物アレルギー等を確認した上で、次に掲げる事項その他の事項を文書又はこれに準ずるものにより情報提供し、薬剤の服用に関し、基本的な説明を患者又はその家族等に行うこと。また、必要に応じて、製造販売業者が作成する医薬品リスク管理計画（RMP：Risk Management Plan）に基づく患者向け資材を活用すること。

（イ）　当該薬剤の名称（一般名処方による処方箋又は後発医薬品への変更が可能な処方箋の場合においては、現に調剤した薬剤の名称）、形状（色、剤形等）

（ロ）　用法、用量、効能、効果

（ハ）　副作用及び相互作用

（ニ）　服用及び保管取扱い上の注意事項

（ホ）　調剤した薬剤に対する後発医薬品に関する情報

（ヘ）　保険薬局の名称、情報提供を行った保険薬剤師の氏名

（ト）　保険薬局又は保険薬剤師の連絡先等

○患者への薬剤の服用等に関する必要な指導

ア　患者又はその家族等と対話することにより、当該患者の服薬状況、服薬期間中の体調の変化、残薬の状況等の情報を収集し、投与される薬剤の適正使用のために必要な服薬指導を行うこと。患者に対して実施した指導等の要点について薬剤服用歴等に記載すること。

イ　以下の事項については、処方箋の受付後、薬を取りそろえる前に、保険薬剤師が患者等に確認すること。

（イ）　患者の体質（アレルギー歴、副作用歴等を含む）、薬学的管理に必要な患者の生活像及び後発医薬品の使用に関する患者の意向

（ロ）　疾患に関する情報（既往歴、合併症及び他科受診において加療中の疾患に関するものを含む。）

（ハ）　併用薬（要指導医薬品、一般用医薬品、医薬部外品及び健康食品を含む。）等の状況及び服用薬と相互作用が認められる飲食物の摂取状況

（ニ）　服薬状況（残薬の状況を含む。）

（ホ）　患者の服薬中の体調の変化（副作用が疑われる症状など）及び患者又はその家族等からの相談事項の要点

参考引用文献

1）公益社団法人日本薬剤師会：薬剤使用期間中の患者フォローアップの手引き（第 1.2 版），2022年　https://www.nichiyaku.or.jp/assets/uploads/pharmacy-info/followup_1.2.pdf

2）厚生労働省：患者のための薬局ビジョン　〜「門前」から「かかりつけ」、そして「地域」へ〜．2015 年

3）厚生労働省：診療報酬の算定方法の一部改正に伴う実施上の留意事項について（通知），保医発0304 第 1 号，令和 4 年 3 月 4 日

4）厚生労働省：薬剤師の行政処分に関する考え方の一部改正について（通知），薬生総発 0614 第1 号，令和 3 年 6 月 14 日

5）厚生労働省：診療報酬の算定方法の一部改正に伴う実施上の留意事項について（通知），保医発0305 第 4 号，令和 6 年 3 月 5 日

第 **3** 章

OTC医薬品の服薬指導

近藤悠希／門脇大介

はじめに

　OTC医薬品（Over The Counter）の販売は、基本的に医師の診断を受けずに使用することが想定されるため、医療用医薬品の販売とは異なり、むしろ医療用医薬品以上に購入者からの情報収集およびその情報に基づいた薬剤師の薬学的判断が求められます。本章では、OTC医薬品の定義および関連する規制や法律、OTC医薬品の使用と関連が深いセルフメディケーション、OTC医薬品に関する情報の収集および患者への説明、相談対応についての基本的事項を説明します。

3.1 ┃ OTC医薬品とは（定義、販売、法律）

　OTC医薬品とは、医師からの処方箋を必要とせず、保険薬局やドラッグストア等で購入できる医薬品のことを指します。そのため、医師の診察を原則とする医療用医薬品とは異なります。Over the counter と呼称されるのは、カウンター越しに薬剤師などの専門家からアドバイスを受けたうえで購入できる医薬品であることに由来しています。

　OTC医薬品は、**要指導医薬品**と**一般用医薬品**に大別され、さらに一般用医薬品は、そのリスク区分に応じて、**第1類医薬品、第2類医薬品、第3類医薬品**に分別されます（表3.1）。（なお、OTC医薬品＝一般用医薬品として、一般用医薬品という用語が用いられることがありますが、本書では一般用医薬品は、要指導医薬品を含まない第1類、第2類、第3類医薬品のみを指す用語として用います。）

　これらのリスク区分は、外箱等における表記により確認することが可能です（図3.1）。

A. 要指導医薬品とは？

　要指導医薬品とは、医療用医薬品に準じたカテゴリーであり、OTC医薬

表3.1 OTC医薬品の分類

OTC医薬品分類		購入者への説明	購入者の相談対応	陳列における規則	ネット販売、郵便等による販売	対応する専門家の規定
要指導医薬品		書面を用いた対面での情報提供義務	義務	購入者から隔離	不可	薬剤師のみ
一般用医薬品	第1類医薬品	書面での情報提供義務		制限なし（指定第2類*については一部制限あり）	可能	薬剤師または登録販売者
	第2類医薬品	努力義務				
	第3類医薬品	法律上の規定なし				

* 指定第２類医薬品：第２類医薬品の中でも特に注意を要する医薬品

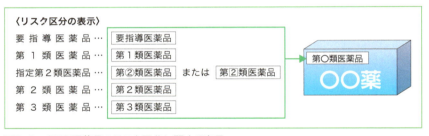

図3.1 OTC医薬品のリスク区分に関する表示

品の中では最もリスクが高い医薬品として位置づけられています。この分類の中には、医療用医薬品から一般用医薬品に移行して一定の時間が経過していない医薬品（スイッチOTC薬）、医療用医薬品としての使用実績がない医薬品（ダイレクトOTC薬）などの一般用医薬品としてのリスクが不明な医薬品、劇薬等が含まれています。そのため、OTC医薬品の中で唯一、対面での販売が義務化されています。

　要指導医薬品は、原則3年後に第1類医薬品になる可能性があり、さらにその後リスク評価を受け、さらに区分が変更される可能性があります（図3.2)[1]。例えば、ロキソプロフェン外用薬は、もともとスイッチOTC医薬品として、2006年から医療用医薬品としてパップ剤が使用されており、2016年8月にスイッチOTC医薬品として要指導医薬品となり、販売が開始され

3.1 OTC医薬品とは（定義、販売、法律）

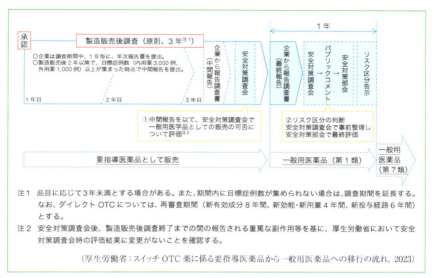

図3.2 スイッチOTC医薬品の要指導医薬品から一般用医薬品への移行の流れ[1]

ました。その後、3年後の2019年には第1類医薬品に変更され、さらに翌年には第2類医薬品に変更されています。

B. 第1類医薬品とは？

第1類医薬品とは、一般用医薬品の中で副作用や薬物相互作用の観点から、最も注意が必要なものが分類されています。前述のとおり、要指導医薬品から区分変更された医薬品などが該当します。具体的な成分としては、非ステロイド性抗炎症薬（NSAIDs）のロキソプロフェン内用薬やヒスタミンH_2受容体拮抗薬であるファモチジンなどがあります。

そのため、要指導医薬品と第1類医薬品に関しては、その販売は薬剤師に限られており、また文書を用いた情報提供および陳列場所の購入者からの隔離が義務とされています。

C. 第2類医薬品とは？

第2類医薬品は、第1類医薬品よりもリスクは低いものの、その副作用に注意が必要な医薬品が分類されています。また、第2類医薬品の中でも特に注意を要する医薬品は、**指定第2類医薬品**とされています。そのため、指

定第2類医薬品の陳列に際しては、「情報を提供するための設備から7m以内の範囲への陳列」、「購入等する場合は、当該指定第2類医薬品の禁忌を確認すること及び当該指定第2類医薬品の使用について薬剤師又は登録販売者に相談することを勧める旨を購入者が確実に認識できるようにするなどの措置をとる」ことが、薬局開設者、店舗販売業者等に課せられています。

第2類医薬品には葛根湯や半夏厚朴湯などの漢方薬、指定第2類医薬品には多くの総合感冒薬等が、それぞれ含まれているため、商品のラインナップも多岐にわたり、かつ日常生活で使用されることも多いOTC医薬品です。また、第2類医薬品からは薬剤師のみならず、登録販売者による販売も可能となります。

D. 第3類医薬品とは？

第3類医薬品は、一般用医薬品の中で第1類医薬品と第2類医薬品を除いた、最もリスクが低いものが分類されます。そのため、比較的リスクは低いですが、第3類医薬品であっても、特定の患者群では注意が必要な医薬品も含まれています。例えば、酸化マグネシウムであれば、腎機能障害患者は高マグネシウム血症のリスクがあります（p.41）。

E. OTC医薬品に関連したその他の規制（濫用に関する事項）

医薬品のリスク区分とは別に、「濫用等のおそれのある医薬品」について、その不適切な濫用を防止する観点から2014年より一定のルールが規定されています[2]。対象は、「エフェドリン、コデイン、ジヒドロコデイン、ブロモバレリル尿素、プソイドエフェドリン、メチルエフェドリンとその水和物

ミニメモ　一般用医薬品の濫用

近年、一般用医薬品の濫用（乱用）が大きな問題となっており、「全国の精神科医療施設における薬物関連精神疾患の実態調査（2022年）」によると、10代患者の薬物依存症の原因薬剤として、市販薬が最も多く報告されています。特に本文中に示したような成分を含む鎮咳薬や感冒薬は、高用量摂取で幻覚や多幸感を引き起こすため、若者を中心に乱用されるケースが増加しており、「薬物使用と生活に関する全国高校生調査2021（国立精神・神経医療研究センター）」では、高校生の1.57%がこれらの薬剤の乱用経験があるとの調査結果もあります。このような乱用を防止するためには、薬剤師や登録販売者による正しい使用方法や副作用の説明や、表3.2で示したような本人確認等の対策が重要になります。しかし、インターネットを通じた乱用情報の拡散なども課題となっており、今後さらなる対策が必要です。

3.1 OTC医薬品とは（定義、販売、法律）

表3.2 濫用等のおそれのある医薬品の販売に際しての規制[2]

> 1. 薬局・店舗等において医薬品の販売・授与に従事する薬剤師又は登録販売者に、次のアからエまでに掲げる事項を確認させること。
>   1. アの若年者とは、高校生、中学生等を指すものであること。
>   2. ウの適正な使用のため必要と認められる数量とは、原則として一人一包装単位（一箱、一瓶等）であること。
>   1. ア．当該医薬品を購入し、又は譲り受けようとする者が**若年者である場合は、当該者の氏名及び年齢**
>   2. イ．当該医薬品を購入し、又は譲り受けようとする者及び当該医薬品を使用しようとする者の他の薬局開設者、店舗販売業者又は配置販売業者からの当該医薬品及び当該医薬品以外の濫用等のおそれのある**医薬品の購入又は譲受けの状況**
>   3. ウ．当該医薬品を購入し、又は譲り受けようとする者が、適正な使用のために必要と認められる数量を超えて当該医薬品を購入し、又は譲り受けようとする場合は、その理由
>   4. エ．その他当該医薬品の適正な使用を目的とする購入・譲受であることを確認するために必要な事項
> 2. 当該薬局・店舗等において医薬品の販売・授与に従事する薬剤師又は登録販売者に、1.により確認した事項を勘案し、**適正な使用のために必要と認められる数量に限り、**販売・授与させること。

（厚生労働省：濫用等のおそれのある医薬品について，2023）

およびそれらの塩類を有効成分として含有する製剤」とされており、具体的には指定第2類医薬品に多く含まれている鎮咳去痰薬が該当します。これらの医薬品を販売する際には、**表3.2**に示すような販売上の規制が定められています。

F. OTC医薬品以外の健康に資する食品等について

　OTC医薬品以外にもドラッグストアなどでは、サプリメント等のいわゆる「健康食品」を取り扱っています。健康食品の中には、「保健機能食品」として国が定めた有効性、安全性に関する基準等に従って、食品の機能が表示されていますが、疾病の治療や予防のために摂取するものではありません。

　そのため、食品衛生法では、「食品とは、すべての飲食物をいう。ただし、『医薬品、医療機器等の品質、有効性及び安全性の確保等に関する法律』（医薬品医療機器等法）に規定する医薬品及び医薬部外品はこれを含まない。」（第4条）とされており、これらは医薬品と明確に区別されています。なお、保健機能食品は、「特定保健用食品」「栄養機能食品」「機能性表示食品」の3つに分類されています。

第 3 章　OTC 医薬品の服薬指導

3.2 ┃ セルフメディケーション

A. セルフメディケーションとは？（定義）

　世界保健機関（World Health Organization：WHO）の定義では、セルフメディケーションとは、「自分自身の健康に責任を持ち、軽度な身体の不調は自分で手当てすること」とされています[3]。したがって、医療機関を受診せずに、一般生活者が自身での健康管理を実施するため、医療用医薬品とは異なり、医師の診察なしでも購入可能な OTC 医薬品や健康食品・サプリメント等の活用が重要な役割を果たします。

B. セルフメディケーションが推奨・推進される理由は？

　セルフメディケーションを実施するためには、自分自身の普段の体調について知る、そして管理する必要があります。そのため、ひいては健康管理の習慣が身につくことにもつながります。その結果として、生活習慣の改善、健康の維持や疾病重症化予防につながり、医療費の抑制も期待されます。そのため、日本国内では 2024 年現在、セルフメディケーションの推進を目的に、医療費控除の特例として、スイッチ OTC 医薬品と一部の非スイッチ OTC 医薬品を対象として「**セルフメディケーション税制**（特定の医薬品購入額の所得控除制度）」が行われています。

重要用語の解説　　制度の概要：セルフメディケーション税制 [4,5]

　適切な健康管理のもとで医療用医薬品からの代替を進める観点から、健康の維持増進および疾病の予防への取り組みとして一定の取り組み*1 を行う個人が、自己または自己と生計を一にする配偶者その他の親族に係る一定のスイッチ OTC 医薬品*2 の購入の対価を支払った場合において、その年中に支払った対象となる OTC 医薬品の購入の対価の額の合計額が 1 万 2 千円を超えるときは、その超える部分の金額（その金額が 8 万 8 千円を超える場合には、8 万 8 千円）について、その年分の総所得金額等から控除するというものです。

　本特例の適用を受ける場合には、現行の医療費控除の適用を受けることができません（どちらか一方のみ）。

本制度の対象となる OTC 医薬品には、外箱に以下のようなマークが表示されています。

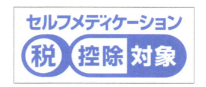

＊1：特定健康診査、予防接種、定期健康診断、健康診査、がん検診の受診が該当
＊2：要指導医薬品及び一般用医薬品のうち、医療用から転用された医薬品
　　（類似の医療用医薬品が医療保険給付の対象外のものを除く。）

3.3　顧客の相談と情報の提供

A. OTC 医薬品と医療用医薬品の服薬指導において異なる点

　先にも述べたように、OTC 医薬品は医療機関を受診することなく、一般消費者が購入し、使用することが可能です。そのため、服薬指導において医療用医薬品とは異なった注意点がいくつか存在します。図 3.3[6] に OTC 医薬品の標準的な販売手順を示します。

　まず初めに、医師の診断を受けずに使用することが可能なため、医療用医薬品が特定の疾患に対しての効能・効果を取得していることが多いのに対し、OTC 医薬品の効能・効果は、消費者自身が自覚できる特定の症状に対しての効能・効果として記載されていることが多くなり、同じ成分の医薬品であっても適応症が異なることがあります（表 3.3）。

　例えば、ロキソプロフェンの効能・効果を医療用医薬品と OTC 医薬品で比較してみると、同じ発熱であっても医療用医薬品では、「"急性上気道炎"の解熱・鎮痛」に限定されているのに対して、OTC 医薬品のロキソプロフェンでは疾患の限定は記載されていません。また、OTC 医薬品は効能・効果として頭痛が記載されていますが、医療用医薬品のロキソプロフェンは意外なことに頭痛の適応はありません（なお社会保険診療報酬支払基金からは原則として「片頭痛」「緊張型頭痛」に対する処方は保険適用されるとされているため、審査上は問題となることは少ない）。

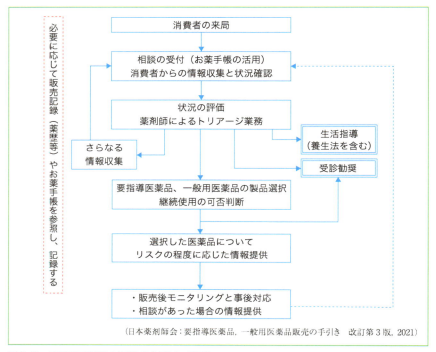

図3.3　OTC医薬品の標準的な販売手順[6]

表3.3　医療用医薬品とOTC医薬品の効能・効果の比較（ロキソプロフェン）

医薬品	効能・効果
ロキソプロフェン（医療用医薬品）	●下記疾患ならびに症状の消炎・鎮痛 　関節リウマチ、変形性関節症、腰痛症、肩関節周囲炎、頸肩腕症候群、歯痛 ●手術後、外傷後ならびに抜歯後の鎮痛・消炎 ●下記疾患の解熱・鎮痛 　急性上気道炎（急性気管支炎を伴う急性上気道炎を含む）
ロキソプロフェン（OTC医薬品）	●頭痛・月経痛（生理痛）・歯痛・抜歯後の疼痛・咽喉痛・腰痛・関節痛・神経痛・筋肉痛・肩こり痛・耳痛・打撲痛・骨折痛・ねんざ痛・外傷痛の鎮痛 ●悪寒・発熱時の解熱

また、同じ理由でOTC医薬品は原因療法ではなく、対症療法として使用される医薬品が多いことも特徴です。そのため、消費者の自己判断での長期使用や大量使用による**薬物有害反応の発生**、**重篤な疾患の見逃し・悪化のリスク**が、医療用医薬品よりも高くなりがちなことに薬剤師は留意する必要があります。例えば、ロキソプロフェンを例に挙げると、前者は薬物乱用頭痛の発症、後者は脳梗塞、脳出血やくも膜下出血などの緊急性の高い疾患の見逃しなどが該当します。

さらに、他の疾患等で医療機関を定期受診していない患者がOTC医薬品を使用する場合、服薬後の副作用モニタリングは医療用医薬品よりもOTC医薬品でより困難となります。先にも述べたとおり、医療機関の受診を必要としないことから、例えば臨床検査値を活用した副作用モニタリングは基本的に行うことができません。また、基本的には、病院内で医師や薬剤師等の医療従事者の継続的な管理下で使用するわけではないので、使用者自身が副作用モニタリングを行うことがほとんどです。その点も入院患者よりも副作用の見逃されるリスクが高いといえます。

OTC医薬品を販売する場合、これらの注意点を十分に踏まえた薬剤の選択と消費者への情報提供が重要となります。

B. OTC医薬品使用における消費者のヘルスリテラシーの重要性

先にも述べたとおり、OTC医薬品は医療機関を受診することなく、セルフメディケーションの一環として使用されることが多いのが特徴です。例えば、保険薬局において医薬品を患者に提供する場合、医療用医薬品であれば、原則として薬剤情報提供書を用いた文書による説明が行われるのに対して、OTC医薬品、特に第2類以下の医薬品の場合、必ずしも書面を用いた情報提供は行われないため、使用者自身が説明文書を読んで理解することが必要となる機会が多くなります。したがって、OTC医薬品の使用に際しては、医療用医薬品よりも使用者自身の医薬品や自身の健康に関する高い理解が必要になります。このような消費者自身が「健康や医療に関する正しい情報を入手し、理解して活用する能力」はヘルスリテラシーと呼ばれます。

重要用語の解説 **ヘルスリテラシー**

　ヘルスリテラシーは、「健康や医療に関する正しい情報を入手し、理解して活用する能力」のことであり、OTC医薬品の使用に際して特に消費者に必要となる能力です。ヘルスリテラシーは大きく分けて、表3.4[7]に示すように3つに分類されます。このうち、特に「機能的ヘルスリテラシー」については、OTC医薬品を使用するうえで必須の能力であるといえます。しかし残念ながら、日本人のヘルスリテラシーは、諸外国と比較してあまり高いとはいえません。

　Nakayamaらは、我が国におけるヘルスリテラシーの現状を包括的なヘルスリテラシーの評価尺度であるEuropean Health Literacy Survey Questionnaire（HLS-EU-Q47）を用いて諸外国と比較した報告[8]を行っていますが、日本人のヘルスリテラシーは欧州よりも低いことが示されています。これは、医薬品に関連したヘルスリテラシーでも同様で、日本人は識字率が非常に高いにもかかわらず、多くの日本人が「薬についている説明書を理解することは難しい（40.8%）」、「処方された薬の服用方法について、医師や薬剤師の指示を理解することは難しい（25.6%）」と感じています（表3.5）。さらに、個々の医薬品の使用に際した注意点ではなく、一般的な医薬品使用に基本的な関する注意点についても、「薬物間相互作用は時間を空けて服用すれば回避可能」、「服用を忘れたときは、2回分を1回にまとめて服用しても問題ない」と回答した対象者が一定数存在することを示唆する調査結果[9]も存在します。このようなヘルスリテラシーの理解度の低さは、薬剤師とのコミュニケーションの障害になることも示唆されているため、OTC医薬品を販売する際は、このことを理解し、購入者の理解度に応じた適切な情報提供が重要となります。

表3.4　ヘルスリテラシーの分類例[7]

レベル	分類	内容（OTC医薬品を例に）
1	機能的ヘルスリテラシー	「医師による病気の説明・薬剤師からの薬剤の説明を理解できる」「医薬品の説明書を読んで理解できる」といった、基本的な読み書きをする能力のこと。 例：OTC医薬品医薬品の説明を読んで理解する。
2	相互作用的ヘルスリテラシー	「ネットや知人から健康情報を入手する」「評判のよい病院を調べて、通院する」能力のこと。機能的ヘルスリテラシーを発展させたもので、自ら情報収集するもの。個人の能力。 例：自身で検索を行い、厚生労働省・PMDA等の信頼できる情報元から、OTC医薬品の有効性・安全性情報を入手する。
3	批判的ヘルスリテラシー	「流行中の病気を調べ、最低な予防方法や治療方法を知人とシェアする」「健康情報を収集して自分の生活に活かし、SNSでも情報発信する」能力。情報の批判的吟味を行い、主体的に活動する。 例：OTC医薬品に関する情報について、正しい情報であるか、記載内容・配信元から判断し、適切な情報をSNS等で拡散する。

（Nutbeam D et al., *Health Promot. Int.*, 2000より改変・引用）

表3.5 医薬品・セルフメディケーションに関するヘルスリテラシーの比較[8]

質問項目	難しいと感じている人の割合（%）		
	日本	ヨーロッパ	両者の差
薬についている説明書を理解するのは？	40.8	28.0	12.8
処方された薬の服用方法について，医師や薬剤師の指示を理解するのは？	25.6	6.5	19.1
薬の服用に関する指示に従うのは？	16.8	6.8	10.0
メディア（テレビ，web 等）から得た健康リスクの情報が信頼できるかどうかを判断するのは？	64.2	42.1	22.1
病気になった時，専門家（医師，薬剤師など）に相談できるところを見つけるのは？	63.4	11.9	51.5

(Nakayama et al., *BMC Public Health*, 15：505（2015）より改変引用)

C. OTC 医薬品に関する添付文書情報

（1）医療用医薬品の添付文書との違い

　医療用医薬品と OTC 医薬品の添付文書には大きな違いがあります。それは、医療用医薬品の添付文書が医師・薬剤師等の医療従事者への情報提供を主たる目的としているのに対し、OTC 医薬品の添付文書は一般消費者への情報提供を目的として記載されています。そのため、OTC 医薬品の添付文書は、専門家でなくても理解できるよう、より平易な理解しやすい言葉で記載されています。その一方で、医療用医薬品の添付文書に記載されているような薬物動態に関する情報等は記載されておらず、薬剤師が必要とする専門的な情報の入手に苦労することもあります。このような場合は、添付文書以外の情報源からの入手が必要となります。

（2）OTC 医薬品の添付文書

　1）記載すべき事項：OTC 医薬品の添付文書に記載すべき事項は、「医薬品、医療機器等の品質、有効性及び安全性の確保等に関する法律」（医薬品医療機器等法：薬機法）の第 52 条の 2 において**表3.6** のとおり定められています。

　2）記載例：**図3.4** に例としてガスター10®（ファモチジン）の添付文書を示します。この添付文書では、A 項の p.33 で述べた重篤な疾患の見逃しを回避できるよう、「3 日間服用しても症状が改善しない場合の対応（医師又は薬剤師への相談）、2 週間を超えての使用の禁止（長期連用の禁止）」が最初のページの上段に記載されています。

表3.6　一般用医薬品の添付文書に記載すべき事項

（容器等への符号等の記載）

第52条　医薬品（次項に規定する医薬品を除く。）は，その容器又は被包に，電子情報処理組織を使用する方法その他の情報通信の技術を利用する方法であつて厚生労働省令で定めるものにより，第68条の2第1項の規定により公表された同条第2項に規定する注意事項等情報を入手するために必要な番号，記号その他の符号が記載されていなければならない。ただし，厚生労働省令で別段の定めをしたときは，この限りでない。

2　要指導医薬品，一般用医薬品その他の厚生労働省令で定める医薬品は，これに添付する文書又はその容器若しくは被包に，当該医薬品に関する最新の論文その他により得られた知見に基づき，次に掲げる事項が記載されていなければならない。ただし，厚生労働省令で別段の定めをしたときは，この限りでない。

1　用法，用量その他使用及び取扱い上の必要な注意

2　日本薬局方に収められている医薬品にあつては，日本薬局方において当該医薬品の品質，有効性及び安全性に関連する事項として記載するように定められた事項

3　第41条第3項の規定によりその基準が定められた体外診断用医薬品にあつては，その基準において当該体外診断用医薬品の品質，有効性及び安全性に関連する事項として記載するように定められた事項

4　第42条第1項の規定によりその基準が定められた医薬品にあつては，その基準において当該医薬品の品質，有効性及び安全性に関連する事項として記載するように定められた事項

5　前各号に掲げるもののほか，厚生労働省令で定める事項

　次に「してはいけないこと」として、医療用医薬品の**禁忌に相当する内容**がわかりやすく記載されています。ここで注意すべきは、**同一成分であっても医療用医薬品とOTC医薬品では、記載内容が異なる場合がある**点です。例えば、医療用医薬品のファモチジンにおいては「腎機能障害」は禁忌ではないのに対し、OTC医薬品では禁忌相当の「してはいけないこと」に「腎臓の病気」と記載があります。これは、腎排泄型薬剤であるファモチジンを腎機能障害患者に投与するに際して、医療用医薬品の場合であれば血清クレアチニン等を用いて腎機能評価を行い、用量調節が可能であるのに対し、OTC医薬品の医薬品においては用量調節が困難であることに起因していると考えられます。また、薬物間相互作用に関しても医療用医薬品では「**併用注意**」に記載されているアゾール系抗真菌薬の併用（アゾール系抗真菌イトラコナゾールの血中濃度が低下）についても、「**してはいけなこと**」に記載されています。

　2ページ目の冒頭からは、「**相談すること**」の記載として、服用に注意が必要な患者について医師又は薬剤師に相談するよう注意喚起がなされていま

使用前にこの説明文書を必ずお読み下さい。
また、必要な時に読めるよう大切に保管して下さい。

第1類医薬品

胃痛・もたれなどの胃の不快な症状に

H_2ブロッカー胃腸薬　**ガスター10**

日本薬局方　ファモチジン錠　ガスター10

・3日間服用しても症状の改善がみられない場合は、服用を止めて、この文書を持って医師又は薬剤師に相談して下さい。
・2週間を超えて続けて服用しないで下さい。
（重篤な消化器疾患を見過ごすおそれがありますので、医師の診療を受けて下さい）

ガスター10の特徴

・本剤は胃酸中和型の胃腸薬とは異なるタイプの胃腸薬で、胃痛・もたれなどにすぐれた効果を発揮します。
・胃の不快な症状の原因となる胃酸の出過ぎをコントロールし、胃粘膜の修復を促します。
・携帯にも便利なPTP包装です。

使用上の注意

してはいけないこと（守らないと現在の症状が悪化したり、副作用が起こりやすくなります）

1.次の人は服用しないで下さい。
　(1)ファモチジン等のH_2ブロッカー薬によりアレルギー症状（例えば、発疹・発赤、かゆみ、のど・まぶた・口唇等のはれ）を起こしたことがある人
　(2)医療機関で次の病気の治療や医薬品の投与を受けている人
　　血液の病気、腎臓・肝臓の病気、心臓の病気、胃・十二指腸の病気、ぜんそく・リウマチ等の免疫系の病気、ステロイド剤、抗生物質、抗がん剤、アゾール系抗真菌剤
　　（白血球減少、血小板減少等を起こすことがあります）
　　（腎臓・肝臓の病気を持っている場合には、薬の排泄が遅れて作用が強くあらわれることがあります）
　　（心筋梗塞・弁膜症・心筋症等の心臓の病気を持っている場合には、心電図異常を伴う脈のみだれがあらわれることがあります）
　　（胃・十二指腸の病気の治療を受けている人は、ファモチジンや類似の薬が処方されている可能性が高いので、重複服用に気をつける必要があります）
　　（アゾール系抗真菌剤の吸収が低下して効果が減弱します）
　(3)医師から赤血球数が少ない（貧血）、血小板数が少ない（血が止まりにくい、血が出やすい）、白血球数が少ない等の血液異常を指摘されたことがある人
　　（本剤が引き金となって再び血液異常を引き起こす可能性があります）
　(4)小児（15歳未満）及び高齢者（80歳以上）
　(5)妊婦又は妊娠していると思われる人
2.本剤を服用している間は、次の医薬品を服用しないで下さい。
　　他の胃腸薬
3.授乳中の人は本剤を服用しないか、本剤を服用する場合は授乳を避けて下さい。

－1－

相談すること

1.次の人は服用前に医師又は薬剤師に相談して下さい。
　(1)医師の治療を受けている人又は他の医薬品を服用している人
　(2)薬などによりアレルギー症状を起こしたことがある人
　(3)高齢者（65歳以上）
　　（一般に高齢者は、生理機能が低下していることがあります）
　(4)次の症状のある人
　　のどの痛み、咳及び高熱（これらの症状のある人は、重篤な感染症の疑いがあり、血球数減少等の血液異常が認められることがあります。服用前にこのような症状があると、本剤の服用によって症状が増悪し、また、本剤の副作用に気づくのが遅れることがあります）、原因不明の体重減少、持続性の腹痛（他の病気が原因であることがあります）
2.服用後、次の症状があらわれた場合は副作用の可能性がありますので、直ちに服用を中止し、この文書を持って医師又は薬剤師に相談して下さい。

関係部位	症状
皮膚	発疹・発赤、かゆみ、はれ
循環器	脈のみだれ
精神神経系	気がとおくなる感じ、ひきつけ（けいれん）
その他	気分が悪くなったり、だるくなったり、発熱してのどが痛いなど体調異常があらわれる。

まれに下記の重篤な症状が起こることがあります。その場合は直ちに医師の診療を受けて下さい。

症状の名称	症状
ショック（アナフィラキシー）	服用後すぐに、皮膚のかゆみ、じんましん、声のかすれ、くしゃみ、のどのかゆみ、息苦しさ、動悸、意識の混濁等があらわれる。
皮膚粘膜眼症候群（スティーブンス・ジョンソン症候群）、中毒性表皮壊死融解症	高熱、目の充血、目やに、唇のただれ、のどの痛み、皮膚の広範囲の発疹・発赤等が持続したり、急激に悪化する。
横紋筋融解症	手足・肩・腰等の筋肉が痛む、手足がしびれる、力が入らない、こわばる、全身がだるい、赤褐色尿等があらわれる。
肝機能障害	発熱、かゆみ、発疹、黄疸（皮膚や白目が黄色くなる）、褐色尿、全身のだるさ、食欲不振等があらわれる。
腎障害	発熱、発疹、尿量の減少、全身のむくみ、全身のだるさ、関節痛（節々が痛む）、下痢等があらわれる。
間質性肺炎	階段を上ったり、少し無理をしたりすると息切れがする・息苦しくなる、空せき、発熱等がみられ、これらが急にあらわれたり、持続したりする。
血液障害	のどの痛み、発熱、全身のだるさ、顔やまぶたのうらが白っぽくなる、出血しやすくなる（歯茎の出血、鼻血等）、青あざができる（押しても色が消えない）等があらわれる。

3.誤って定められた用量を超えて服用してしまった場合は、直ちに服用を中止し、この文書を持って医師又は薬剤師に相談して下さい。
4.服用後、次の症状があらわれることがありますので、このような症状の持続又は増強がみられた場合には、服用を中止し、この文書を持って医師又は薬剤師に相談して下さい。
　　便秘、軟便、下痢、口のかわき

－2－

効　能・効　果

胃痛、もたれ、胸やけ、むかつき
（本剤はH_2ブロッカー薬を含んでいます）

〈効能・効果に関連する注意〉
効能・効果に記載以外の症状では、本剤を服用しないで下さい。

用　法・用　量

胃痛、もたれ、胸やけ、むかつきの症状があらわれた時、次の量を、水又はお湯で服用して下さい。

年齢	1回量	1日服用回数
成人（15歳以上、80歳未満）	1錠	2回まで
小児（15歳未満）	服用しないで下さい。	
高齢者（80歳以上）		

・服用後8時間以上たっても症状が治まらない場合は、もう1錠服用して下さい。
・症状が治まった場合は、服用を止めて下さい。
・3日間服用しても症状の改善がみられない場合は、服用を止めて、医師又は薬剤師に相談して下さい。
・2週間を超えて続けて服用しないで下さい。

〈用法・用量に関連する注意〉
(1)用法・用量を厳守して下さい。
(2)本剤を服用の際は、アルコール飲料の摂取は控えて下さい。
　（薬はアルコール飲料と併用しないのが一般的です）

[錠剤の取り出し方]
右図のように錠剤の入っているPTPシートの凸部を指先で強く押して裏面のアルミ箔を破り、取り出して服用して下さい。（誤ってそのまま飲み込んだりすると食道粘膜に突き刺さる等思わぬ事故につながります）

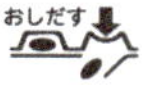

成　分・分　量

本剤は糖衣錠で、1錠中に次の成分を含有しています。

成分	分量	はたらき
ファモチジン	10mg	胃酸の出過ぎをコントロールします。

添加物：リン酸水素Ca、セルロース、乳糖、ヒドロキシプロピルセルロース、トウモロコシデンプン、無水ケイ酸、ステアリン酸Ca、白糖、乳酸Ca、マクロゴール、酸化チタン、タルク、カルナウバロウ

－3－

保管及び取扱い上の注意

(1)直射日光の当たらない湿気の少ない涼しい所に保管して下さい。
(2)小児の手の届かない所に保管して下さい。
(3)他の容器に入れ替えないで下さい。
　（誤用の原因になったり品質が変わります）
(4)表示の使用期限を過ぎた製品は使用しないで下さい。

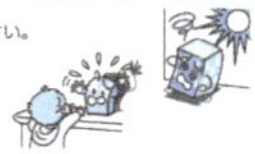

この薬は決められた時間ごとに服用する薬ではなく、症状が出た時に服用する薬です。食事による影響はありませんので、食前・食後・食間いつ服用いただいても結構です。1回1錠で約8時間胃酸の出過ぎをコントロールしますので、1日2回服用する場合は8時間以上あけて下さい。

胃腸の健康を維持するために

暴飲暴食、嗜好品のとり過ぎ、食事を抜く等は、胃腸の健康を害します。
このような食生活は避けましょう。
また、定期的に健康診断を受けましょう。

本品についてのお問い合わせは、お買い求めのお店又は下記にお願い致します。
第一三共ヘルスケア株式会社　お客様相談室
〒103-8234　東京都中央区日本橋3-14-10
電　　話　0120-337-336
受付時間　9:00～17:00（土、日、祝日を除く）

http://www.daiichisankyo-hc.co.jp/

製造販売元
第一三共ヘルスケア株式会社
東京都中央区日本橋3-14-10

4

図3.4　一般用医薬品ガスター10®の添付文書

第3章　OTC医薬品の服薬指導

す。また、注意すべき薬物有害反応についても、該当する薬物有害反応が疑われた場合、相談するよう注意喚起がなされています。この記載についても、医療用医薬品とは異なり、症状の名称のみならず、一般消費者が薬物有害反応の可能性を自覚できるよう、その症状がわかりやすい言葉で併記されているのが特徴です。

　その後3ページ以降には「**効能・効果**」「**用法・用量および関連する注意**」「**成分・分量**」が記載されています。また、最後には「胃腸の健康を維持するために」として、当該医薬品には直接関連しない、**一般消費者向けのアドバイス**が書かれており、これも医療用医薬品では見られない、OTC医薬品の添付文書ならではの特徴的な記載でしょう。

D. OTC医薬品を販売する前に確認するべきこと （OTC医薬品において特に注意すべき点）

　医療用医薬品の服薬指導を実施する場合、基本的にはすでに医師が自らの診断に基づいて処方を行っているため、薬剤師は患者の症状とその処方内容が合致しているかの"確認"を実施することがほとんどでしょう。一方、OTC医薬品の場合、一般的には、患者は医師の診断を受けているわけではありません＊。したがって、医療用医薬品を調剤する際に必要な確認事項に加え、OTC医薬品を販売する前に、薬剤師が来局者の訴えから、ある程度疾患を推測する必要があります。また、前述のとおり、緊急性の高い疾患に対しては、OTC医薬品を販売することなく、受診勧奨、場合によっては緊急対応をすることも求められています。すなわち、患者の訴えや患者背景から最適な薬剤の選択や対応を選択（トリアージ）することが必要となります[10]。

　　＊医師の診療を受けても医療用医薬品が処方されるまでに至らず、セルフメディケーションに
　　　委ねられることもあります。

（1）疾患の推測

　基本的には、患者の訴えをもとにして、想定される疾患を推測していくことになりますが、その際にはColeら[11]が提唱する「**医療面接における現病歴の7項目**」の確認が有用です。この7項目とは、L（Location）、Q（Quality）、Q（Quantity）、T（Timing）、S（Setting）、F（Factor）、A（Associated manifestation）であり、頭文字を取ってLQQTSFAと呼ばれ

3.3　顧客の相談と情報の提供

表 3.7　LQQTSFA（頭痛を例に）

薬剤師からの質問内容	購入者の回答内容
Location：頭のどの部分が？	頭の左側が
Quality：痛みはどのような感じで？	脈打つように（拍動性）
Quantity：痛みの強さはどのくらい？	我慢はできる程度に。そこまでひどくはない。
Timing：痛みはいつごろから？	先月から。良くなったり悪くなったりを繰り返す。
Setting：痛みはどういった状況・きっかけで？	雨の日に限って，症状が出ることが多い。
Factor：痛みが変化する状況は？	入浴すると症状が悪化する。
Associated manifestation：痛みと一緒に何か症状が起こるか？	頭痛の前に前兆がある。 キラキラした光が見える（閃輝暗点がある）。

ます。表 3.7 に LQQTSFA について、頭痛を訴えて鎮痛薬の購入を希望する消費者が来局した場合を例に、薬剤師からの質問内容と購入者の回答内容を例示します。本症例では購入希望者の訴えから、片頭痛による頭痛の可能性が高いと推測されます。また、先月から症状が断続的に生じており、したがって、脳血管疾患などの緊急度が高い頭痛の可能性は高くないと推測されます。また、症状も軽度であり、このような軽度の片頭痛であれば、ガイドライン [12] にも記載されているとおり、アセトアミノフェンや NSAIDs で対応することも可能ですので、これらの OTC 医薬品の販売が選択肢として挙げられるでしょう。

（2）生活スタイルや職業への配慮

　また、これは医療用医薬品についても同様ですが、外来患者である以上、患者の生活スタイルや職業にも十分配慮する必要があります。例えば、頭痛の訴えに対して OTC 医薬品の鎮痛薬を選択する際に、購入希望者の職業を確認したところ、仕事柄高所作業や自動車運転を行う職業であったとします。OTC 医薬品の NSAIDs の中には、NSAIDs に加えて鎮痛補助作用を期待して、アリルイソプロピルアセチル尿素が配合されているものも存在します。このアリルイソプロピルアセチル尿素は眠気があらわれることがあるため、この成分を含む OTC 医薬品の服用時は運転を避ける必要があり、長距離トラックドライバーのような職業の購入者には適さないと考えられます。

39

第3章　OTC医薬品の服薬指導

(3) 誰が服用するのか

　さらに、医療用医薬品であれば基本的に処方箋を基にした調剤が行われるため、たとえ家族等の本人以外が来局した場合でも処方箋から誰が服用するかを判断することが可能ですが、OTC医薬品の場合、誰が服用するかの確認も必要です。例えば、来局者が男性であり、前述のような症状の説明があっても、実はその症状を訴えているのは妻の可能性もあります。このような場合、もしこの妻が妊娠していた場合、当然NSAIDsの販売は避けるべきです。なお、要指導医薬品については、正当な理由がない場合は使用者本人以外に販売することはできません（この正当な理由の例については、平成26年3月18日付 薬食発0318 第6号厚生労働省医薬食品局長通知に記載されています）。医療用医薬品の場合は、処方された患者が服用し、他人に譲渡してはならないことをある程度の患者が理解していますが（まれに理解されていない場合もあるため注意は必要）、一方でOTC医薬品の場合、要指導医薬品を除けば、購入者以外が使用することは特段禁止されているわけでもないため、どういった背景の患者が使用してはいけないのか、販売時に情報提供を行うことも必要となります。

　このように、OTC医薬品販売の際には、使用者がどういった背景を持っているのかを確認したうえでの薬剤の選択を行うことが必須になります。特に、一般的にスペシャルポピュレーションとされる「小児」「高齢者」「妊婦」「授乳婦」「腎機能障害」「肝機能障害」に使用者が該当していないかの確認は必ず行うようにしましょう。

E. OTC医薬品を販売後に薬剤師が行うべきこと

　OTC医薬品の場合、薬局（店舗販売業）で薬局医薬品、要指導医薬品、第1類医薬品を販売または授与したときは、**販売記録**を作成し、2年間保存しなければなりません。また、OTC医薬品の適正使用推進の観点から、第2類医薬品や第3類医薬品についても記録を作成することが望ましいと考えられます。例えば、前述のとおり、イブプロフェンなどの鎮痛薬の不適切な長期連用は薬物乱用頭痛の発症に繋がる可能性があるため、状況に応じて受診勧奨を行うことが必要です。イブプロフェンは第2類医薬品ですが、もし販売記録を残していなかった場合、同じ購入者が複数回購入したとしても確認が困難となります。

40

また、販売後の対応として、要指導医薬品および第1類医薬品については薬剤師、第2類医薬品や第3類医薬品については薬剤師または登録販売者が購入者の相談に応需することが義務とされています。この受動的な対応はもちろん、必要に応じて薬剤師から購入者に連絡する、能動的な対応も求められます。例えば、販売したOTC医薬品に製品リコールが発生した場合などは、薬剤師から連絡したほうがよい代表的な状況と言えるでしょう。このような場合に備えて、やはり販売記録を残すこと、可能であれば購入者の連絡先を確認していくことが望ましいと考えられます。

3.4　薬剤師によるOTC医薬品についての教育・啓発活動の重要性

薬剤師はOTC医薬品の販売を行うだけでなく、その適正使用に貢献する必要があります。先に述べたように、我が国における医薬品のヘルスリテラシーはあまり高いとはいえず、その改善のためにも積極的に薬剤師が関与していくことが大切です。例えば、小学生・中学生を対象とした義務教育における医薬品に関する授業、いわゆる「**おくすり教育**」[13] において、OTC医薬品についてしっかりと説明することはその1つの例として挙げられます。

また、一般消費者だけでなく、薬剤師による専門家を対象とした教育の実施も重要であると考えられます。第2類および第3類医薬品の販売は、薬剤師だけでなく**登録販売者**も行うことができます。先に述べたように、腎機能障害を有する患者は、OTC医薬品の使用に注意する必要があります。例えばNSAIDsは急性腎障害[14] や慢性腎臓病の進展[15] のリスクとの関連が示唆されています。また酸化マグネシウムによる高マグネシウム血症のリスク因子として腎機能障害は広く知られていますが、OTC医薬品の場合、販売時および服用中に薬局においては血中マグネシウム濃度の測定が実施不可能であるため、その管理は困難です。したがって、これらのOTC医薬品は、腎機能障害を有する患者ではこれらの薬剤の投与は避けるほうが望ましいと考えられますが、これらのOTC医薬品の大部分が第2類医薬品または第3類医薬品であり、登録販売者でも販売可能な薬剤です。そこで著者らは、これらのOTC医薬品の腎機能障害患者における注意点に関して、登録販売者を対象とした調査[16] を実施しました。その結果、これらのOTC医薬品を

販売する際に、腎機能を確認する必要性を認識していた登録販売者は非常に少ないこと（NSAIDs：25.7％、酸化マグネシウムなどの制酸剤：47.5％）が明らかとなりました。一方、同調査では、この認識は薬剤師の教育的介入により改善することも合わせて示されており、このような薬剤師による登録販売者教育の重要性も示唆されています。腎機能障害時のOTC医薬品使用に限らず、このような教育を行っていくことは、今後薬剤師の重要な役割になると思われます。

参考引用文献

1) 厚生労働省：スイッチOTC薬に係る要指導医薬品から一般用医薬品への移行の流れ，令和5年3月8日第2回医薬品の販売制度に関する検討会資料4，要指導医薬品について，2023. https://www.mhlw.go.jp/content/11121000/001062522.pdf
2) 厚生労働省：濫用等のおそれのある医薬品について，令和5年3月8日第2回医薬品の販売制度に関する検討会資料2，2023. https://www.mhlw.go.jp/content/11121000/001062520.pdf
3) World Health Organization：Guidelines for the regulatory assessment of medicinal products for use in self-medication, 2000. https://iris.who.int/handle/10665/66154
4) 厚生労働省：セルフメディケーション（自主服薬）推進のためのスイッチOTC薬控除（医療費控除の特例）の創設．https://www.mhlw.go.jp/content/10800000/000895388.pdf
5) 日本一般用医薬品連合会：セルフメディケーション税制（医療費控除の特例）の対象製品パッケージに表示する共通識別マークについて，2016. https://www.jfsmi.jp/lp/tax/common/item/release_mark.pdf
6) 日本薬剤師会：要指導医薬品，一般用医薬品販売の手引き 改訂第3版，2021. https://nichiyaku.info/assets/uploads/member/iyaku/220119-02.pdf
7) Nutbeam D, et al.：Advancing health literacy：a global challenge for the 21st century. Health Promot Int 15：183-184, 2000
8) Nakayama K, et al.：Comprehensive health literacy in Japan is lower than in Europe: a validated Japanese-language assessment of health literacy. BMC Public Health 15：505 2015
9) Kondo Y：Patients' Informational Needs for Pharmacotherapy and Health Literacy. YAKUGAKU ZASSHI 141：387-391, 2021
10) 木内祐二：薬局でのプライマリケアに求められる臨床判断とOTCの適切な選択．アプライド・セラピューティクス5：44-48，2014
11) Cole SA, et al.：The Medical Interview：The Three Function Approach with STUDENT CONSULT Online Access, 3rd ed, Saunders（Philadelphia, PA），2013
12) 日本神経学会，日本頭痛学会，日本神経治療学会監修，「頭痛の診療ガイドライン」作成委員会：頭痛の診療ガイドライン2021，医学書院，2021. https://neurology-jp.org/guidelinem/pdf/headache_medical_2021.pdf
13) Miyamoto N：Changes in Legal Aspects of Public Education about Drugs and Their Importance. YAKUGAKU ZASSHI 136：1001-1015, 2016
14) Zhang X, et al.：Non-steroidal anti-inflammatory drug induced acute kidney injury in the community dwelling general population and people with chronic kidney disease: systematic review and meta-analysis. BMC Nephrol 18：256, 2017

15）Hsu C-C, et al. : Use of Nonsteroidal Anti-Inflammatory Drugs and Risk of Chronic Kidney Disease in Subjects With Hypertension : Nationwide Longitudinal Cohort Study. Hypertension 66 : 524-533, 2015
16）Kondo Y, et al. : Knowledge and awareness of nonpharmacist salespersons regarding over-the-counter drug use in patients with chronic kidney disease in Japan. PLOS ONE 14 : e0213763, 2019

オンライン服薬指導

町田奈緒子

1 オンライン服薬指導ってなに？

オンライン服薬指導と聞いたとき、皆さんはどんな印象をお持ちでしょうか？

画面上でうまく相談にのれるのかな？とか、家から出ないで薬がもらえるなら便利そうだなとか、「指導する側」の薬剤師として、「指導される側」の患者側としてそれぞれイメージがあると思います。

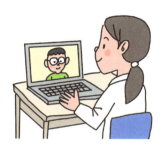

テレビなどでは、まるで何でも解決してくれるような取り組みだと紹介されている場合もたまに目にします。

本稿では、医療上の必要を軸にして薬局薬剤師からみたオンライン服薬指導の実際について、一緒に考えていきたいと思います。

2 始まりはいつ？〜法規上の変化の流れ・感染症拡大の影響〜

① 〈オンライン服薬指導の始まり〉

2020年の9月1日に、「医薬品、医療機器等の品質、有効性及び安全性の確保等に関する法律（昭和35年 法律第145号。以下「薬機法」）」の第9条の4の施行により、映像と音声の両方を使って相互のコミュニケーションを担保した状態で行う、オンライン服薬指導が法律上、実施可能となりました（図1：※1）。

② 〈新型コロナウイルス感染症の影響〉

しかし、この時期、社会全体を揺るがした出来事がオンライン服薬指導の運用に大きく関係してきます。

それは「新型コロナウイルス感染症（以下：COVID-19感染症）の拡大」です。この現象により、薬剤師含め、十分な数の医療従事者が確保できない状況の中、多くの患者が自宅療養を余儀なくされ、薬を受け取りに外出することさえも難しくなりました。

この緊急事態に、医療上必要な薬の供給に対応するための特例措置として、「新

型コロナウイルス感染症の拡大に際しての電話や情報通信機器を用いた診療等の時限的・特例的な取扱いについて」という厚生労働省の事務連絡（図1：※2）（以下：0410通知）が令和2年（2020年）4月10日に発出されました。

つまり、薬機法改正以前から段階的に進めてきたオンライン服薬指導の整備を追い越して、電話での対応を可能にする通称「0410対応」が急速に医療の現場で実行されていくことになったのです。

③〈社会情勢に合わせた運用整備〉

「0410対応」は電話等の音声のみで服薬指導を行うことができますが、これはあくまで一時的な特例措置です。

コロナ禍前後ですっかり変わってしまった社会情勢や国民の意識にあわせた議論のもと、さらなる薬機法の改正がなされ（図1：※3）、オンライン服薬指導が、より実行しやすくなるように法の整備が進みました。

COVID-19感染症拡大がなければ、オンライン服薬指導の普及は、もう少しゆっくり進んでいたかもしれません。

ちなみに、COVID-19感染症の感染症法上の位置づけが、2類から5類に移行したことから、通称0410対応は役目を終えて2023年7月に終了しています（図1：※4）。

そのため、現在（2024年9月時点）では、音声のみで行う服薬指導は認められていません。

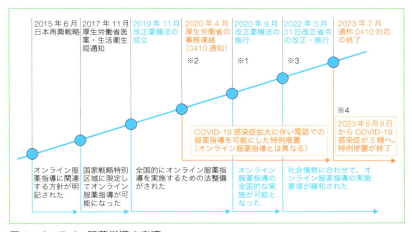

図1　オンライン服薬指導の変遷

3 医療DXとオンライン服薬指導の関連

デジタルトランスフォーメーション（以下：DX）は医療業界だけでなく、さまざまな分野で進んでいます。その目的はデータやプロセスのデジタル化により、効率化を図るなどして、デジタル化の前提なしでは行えなかった新しい価値を生み出すことにあります（図2）。

日進月歩の分野なので、常にアンテナを張って新しい情報を更新する必要がありますが、少なくとも薬剤師にとって医療DXの目的は「対人業務を充実させ、患者にとって有益なサービスを生み出す」という視点にあります。

その視点をもちながら、オンライン服薬指導のメリット・デメリットについて考えてみましょう。

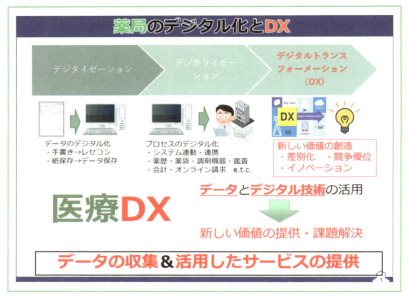

（日本薬剤師会、原口亨. 令和5年度 医療DX・薬局機能向上・地域医薬品提供体制に係る全国担当者会議. 医療DXについて、(イ)薬剤師会・薬局の取り組むべき事項、2023より引用）
図2 医療DXの概要

4 メリット・デメリット

① 〈患者にとってのメリット〉

メリット1 災害時の対応

感染症の拡大により、外出が制限されたときにオンライン服薬指導が有効である

ことは、COVID-19 感染症に対する対応ですでに実証済みです。地震等の災害時でも、例えば交通状況等の理由により災害地に入れる支援人数が限られる場合に、遠方に住む薬剤師が服薬指導や相談に応じる等の支援をオンライン服薬指導を用いて行える可能性もあります。

ちなみに、オンライン服薬指導に限らず医療 DX で進められている他の施策（オンライン資格確認・電子お薬手帳等）にも、災害時の対応や復旧促進への活用が期待されています。

メリット2　服薬状況の確認について

患者が、オンライン服薬指導を受ける場所は、多くの場合、自宅です。患者の生活の場所を共有しながら服薬指導をすることで、投薬口での服薬指導と比べて、得られる情報の種類が変わってくることがあります。

例えば、残薬の確認をする場合、薬局で正確に把握しようと思えば、家にある薬をすべて持ってきてもらう必要がありますが、オンライン服薬指導であれば、残薬を画面上で見せてもらうことができます。保管場所や薬の管理を誰が行っているかなども、その流れのなかで自然と質問しやすくなります。

服薬状況に心配のある患者であれば、服薬の時間にオンライン服薬指導の予約を合わせて、実際に薬を使っているところを見せてもらうのもよいでしょう。単純に「薬を飲み込む」という作業1つとっても、苦しそうに飲む方、毎回むせてしまう方、大半をこぼしてしまう方など、その服薬状況は千差万別です。口頭で聞いた時には「ちゃんと飲めてるよ」と答える患者の場合でも、実際に私たち薬剤師の目で観察すれば、服薬指導にもう少し加えるべきことが見つかるかもしれません。

点鼻薬やインスリン注射等を実際に使ってもらいながら使用方法の理解度を確認するような作業も、説明を聞く場所が自宅だからこそ、リラックスして行えるという利点もあります。

初回の説明時は、デモ機を用いて店舗で服薬指導を行い、2回目以降に、理解度の確認も含めてオンライン服薬指導でフォローしていくという手順を踏んでもよいでしょう。

このように、患者の薬物治療に対する理解度に応じて、店舗とオンラインでの指導を組み合わせながら利用できるのも利点の1つです。

メリット3　オンライン診療や電子処方箋との併用による効率化

足腰が弱っている、一時的にけがで動けないなどで通院が困難な方、毎日の仕事に追われて受診が後回しになってしまう働き盛りの世代などにも利便がよいことが予想されます。

さらに、オンライン診療や電子処方箋と組み合わせれば、自宅から薬物治療を進めることも可能です（容態が安定しているなど、技術面以外での制限はあります）。

メリット4　患者の必要にあわせて指導方法を選択できる

●**患者の移動時間・待ち時間を短縮できる**：保険薬局までの往復の移動時間や、店舗で薬が用意できるまでの待機時間をゼロにすることができます。患者側に体力・精神における両面での余裕が生まれ、その分、服薬指導や相談に時間を割けるようになります。特に小児科の薬は調剤に時間のかかるものが多く、小さなお子さんがいる家庭では、薬局で待つ時間が生活上大きなネックになることがあります。自宅で子どもを遊ばせながら、服薬指導を受けられることは生活全般の負担を減らすため、大きなメリットになり得ます。

●**かかりつけ薬剤師や、在宅訪問薬剤管理指導における活用**：オンライン服薬指導は基本的に予約をとって行うため、かかりつけ薬剤師が対応するように日程を調整することが容易になります。

　治療上の課題やリスクのある患者にとって、「自分のことをよくわかってくれている」薬剤師が継続して対応できることは、安心感にもつながります。

　在宅訪問薬剤管理指導を行っている患者にも、必要に応じてオンライン服薬指導を取り入れることがあります。

　遠方に住むご家族が、それぞれの場所でオンライン服薬指導に参加すれば家族間で介護や治療における課題を共有することができます（図3）。

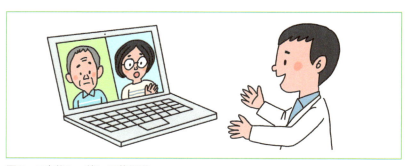

図3　ご家族と一緒に服薬指導

●**島しょでのオンライン服薬指導**：島内に薬局がない場合などでは、本土の薬局からオンライン服薬指導を行い、薬は患者宅へ配送する運用をとる場合もありますが、悪天候時のフェリー運航中止による医薬品供給の不安定さや、緊急時の対応を誰が行うかといった問題もあり、オンライン服薬指導だけでは医療上の課題を解決しきれないのが実情です。島ごとに医療体制が異なるため、個別の対応が必要になります。

メリット5　患者の普段の生活の様子が観察できる

　メリット2でも少し触れましたが、患者の普段の生活の様子を視覚情報として

収集することができます。

例えば、繰り返し冷房機器の使用や水分摂取方法の指導をしているにも関わらず、脱水症状を繰り返していた患者が、真夏でも部屋着にダウンジャケットを着ていた、なんて話もあります。このように、オンライン服薬指導によって、「薬局での対面指導ではたどり着けなかった重要な情報に気づくということは十分考えられます。

五感を使って情報収集ができる「在宅訪問薬剤管理指導」の情報量には及ばないまでも、患者にとって有益な指導につながるなら、大きなメリットと言えるでしょう。

② 〈患者にとってのデメリット〉

デメリットについては、安全面を担保するために、その対応策もふまえてみていきます。

デメリット1 ▶ 取得情報の量と質が低下する可能性

紙媒体による情報（お薬手帳・初回アンケートなど）は収集しづらくなります。電子お薬手帳の導入や、メール等の手段で事前に答えてもらう、口頭で聞き取るなどで対処できます。

画面を通して相手をみるため、顔色・声色等の繊細な視覚・聴覚情報の正確さや情報量が、直接対面した場合とは異なってきます。オンライン服薬指導に限らず、どの手段も取得できる情報には限度があるということを理解して、それぞれの特徴をうまく活用していく意識が大切です。笑顔や目線など、表情で伝えられる情報が少なくなるため、普段よりも大げさに身振りを大きくする、言葉数を増やしてコミュニケーションをとるなど、伝わりやすい工夫を相手に合わせて試行錯誤してみましょう。

デメリット2 ▶ 機器の導入

薬局側だけでなく、患者側にも機器の導入と機器操作の習得が必要となります。高齢者の場合、機器トラブルに対応できない可能性も高くなります。薬物治療に影響が出ないように、トラブル時の対処法を事前に患者と申し合わせする等の準備をしておくとよいでしょう（対面の調剤に切り替える手順など）。

デメリット3 ▶ 薬剤の授受が遅れる

患者が来局しないため当然ですが、調剤された薬が自宅に届くまでに1～3日かかる場合があります。その特性から、症状が安定しない患者や緊急性が高い処方にオンライン服薬指導は適しません。たとえ患者がオンライン服薬指導を希望しても、治療への悪影響が予想される場合は、その実行の可否について薬剤師が責任をもって判断しましょう。

通常受け渡しは配送業者に依頼して行う場合が多いですが、すぐに服用が必要な薬や麻薬等の取り扱いに注意が必要な薬等があれば、直接届けるなどして対処します。

薬が患者の手元に届いていない状態で服薬指導を行うことになるため、患者の理解度が落ちる可能性があります。画面上で対象医薬品を見せながら服薬指導する、事前に薬剤情報提供書だけはデジタルで共有しておくなど指導には工夫が必要です。

■ デメリット4　プライバシー保護への配慮

本来、保険薬局の投薬口は施設を作る段階からプライバシー保護へ配慮して作られますが、オンライン服薬指導を行う環境は、改めてその点を配慮して用意する必要があります。薬剤師が、薬局以外の環境で服薬指導を行うこともあるため（図4）、第三者に会話がもれないように環境を整備する、サイバーセキュリティーに対応した機器を使用するなどの配慮が必須です（p.52参照）。

デメリットも踏まえながら安全性を担保するためには、そもそも始める前に「この患者に、オンライン服薬指導は本当に必要なのか？」を立ち止まって考えることが大切です。導入した後も漠然とオンライン服薬指導を続けるのではなく、患者の健康状態や置かれている状況が変わるたびに、継続の必要があるか判断しましょう。

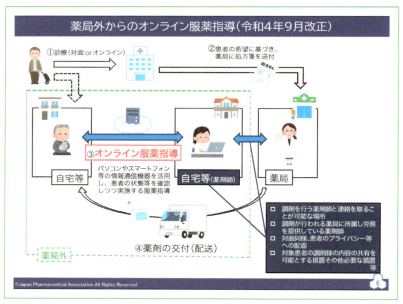

（日本薬剤師会, 令和3年度薬剤師の資質向上に向けた研修に係る調査・検討事業（ICTを活用した業務等に係る薬剤師の資質向上）,【各論1】オンライン服薬指導について（前半）～制度と実務～、2023年5月改訂版より引用）

図4　自宅勤務での投薬

5 業務の流れ〜受付から薬の受け渡し〜

それでは、実際にオンライン服薬指導の受付から、薬の受け渡しが完了するまでの業務の流れを見ていきましょう。

①受付から実施可否の判断（図5）

まず、最初に患者からオンライン服薬指導を行いたい意思を聞き取ったら、その方の服薬状況等を薬歴や、患者からの聞き取り等から確認していきます。これは通常の服薬指導でも同じ流れです。

次に、処方箋内容を確認します。本人が来局して処方箋を置いていく場合もありますが、処方元からFAX等で事前に情報をもらい、処方箋原本は後日、配送してもらうという方法があります。このFAXは、原本が届くまでは「原本扱い」として、この情報をもとに調剤を行ってよいものとされています。また、電子処方箋で受け付けるという方法もあります。

ここまでの情報を総合的に見て、薬学的知見に基づいてオンライン服薬指導の実施の可否を行います。「この患者さんに、オンライン服薬指導は本当に必要か？他と比べて適切な方法か？」の判断を行いましょう。

（例）初めて使用する点鼻薬が処方されていた。この患者さんは、前回の点鼻薬の手技を覚えるのに時間がかかった。繰り返し実演しながら指導したいので、今回の処方に関しては、オンライン服薬指導は不可と判断した。

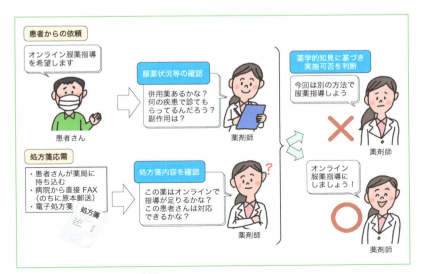

図5　受付から実施可否判断まで

②オンライン服薬指導実施から医薬品交付まで（図6）

　実際にオンライン服薬指導を行うときは、プライバシーとセキュリティーの保護に配慮されていることが前提です。双方の本人確認や、対応する薬剤師が有資格者であることの証明も必要になります。実施前には、これらが担保されているシステムを双方が使っているか確認しましょう。施設等に入所されている方の場合、患者側が共有スペースでお話をされるようなことも考えられます。事前に施設の職員と相談するなどして、プライバシーの守れる環境を準備してもらい、会話の内容が第三者に漏れないように、周囲の環境にも気を配る必要があります。

　服薬指導で特に問題なければ、医薬品の交付を行います。温度管理や、破損などのトラブルが起きないよう配慮して梱包・配送の手配を行います。ただし、配送が不適切な薬剤（麻薬等）や、患者の手元に残薬がない場合、感染症等の緊急性がある場合などは、薬局スタッフが直接届ける、代理の方に取りに来てもらうなど、医療安全上の適切な対処を心掛けましょう。

　オンライン服薬指導中に新たな情報を入手して、オンラインでは対処しきれない問題を見つけることもあります。その場合は、すぐに対面での服薬指導に切り替えられる準備をしておくと同時に、処方医とも事前に連携をとり、変更が生じたときにすぐ相談できる体制を整えておきましょう。

　そのほかには、費用の徴収方法、領収書・明細書の発送方法など細かい点も、薬局内でルールを事前に決めておくと業務が円滑に進みます。

　次回の受診の間までに、必要に応じて服薬状況のフォローアップを行う点などは対面の服薬指導と同じです。

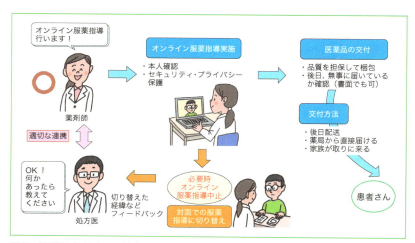

図6　医薬品交付までの流れ

6 対応例

では、今までの話を踏まえて、具体的な対応例を見ていきましょう（図7）。
即効性を期待する処方なので、一見オンライン服薬指導には適さないように思えますが、総合的に判断して実行することにした事例をご紹介します。

患者さん情報

5歳男児：服薬指導をうけるのは母親（32歳）。
- 該当薬局をかかりつけにしていて、かかりつけ薬剤師の登録をしている。2歳の弟がいる。
- 2人の子供の世話をしながら、薬局でお薬ができあがるのを待てないので、いつも小児科受診後、一度自宅に戻り、夫が帰宅してから母親ひとりで、薬局に薬を取りに来ていた。夫の帰宅が遅いと受診日当日に薬を受け取れず、すぐに薬を飲ませてあげたいのにできないのがつらいと相談を受けていた。

薬剤師の対応

オンライン服薬指導が適していると考え提案した。
- 処方箋は受診後にいつも通り薬局で受け取り、薬剤師と患者双方の都合のよい指導時間を決めて、患者にはすぐ帰宅してもらった。
- オンライン服薬指導を行った後、薬剤は直接お届けした。
（頓服の処方があり、すぐ服用したいだろうと判断したため）
- 夕飯後の落ち着いた時間に話ができたため、母親は喜んでいた。
- その後も、シロップの飲ませ方など、画面に投薬の様子を映しながら実践してもらい指導を行うことができた。
- オンライン服薬指導の件は、事前に処方医とも打ち合わせしていたので、問題なく指導が行えた旨をフィードバックした。

図7　対応例

▶医療上の問題は、直接薬を届けることで補います。オンライン服薬指導の導入で、母親の負担を軽減することができました。母親の年齢が比較的若く、デジタル化に抵抗がないのも、導入がスムーズにいった要因の1つでしょう。画像ならではの特性を活かした服薬指導も行えています。

▶医師との意思疎通もできているので、今後何かトラブルが起きたとしても、相談しやすいはずです。医師とのコミュニケーションは、普段から継続的に取り続けることで、いざというときの助けになります。

【まとめ】

オンライン服薬指導も、従来の服薬指導も患者のニーズに合わせた医療を提供するという目的に違いはありません。目的を達成するための新たな手段を手に入れたと捉え、ぜひ、医療の現場で試行錯誤しながら、目の前の患者に合わせた活用を実践していただきたいと思います。

Part II
患者ライフステージ・シチュエーション別服薬指導

第4章	小児
第5章	妊婦・授乳婦
第6章	高齢者
第7章	在宅・施設
第8章	がん終末期の痛みのケア
第9章	特徴的な患者への対応
第10章	面分業と服薬指導
第11章	薬剤の調製と服薬指導

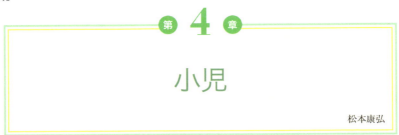

松本康弘

はじめに

　「小児の調剤・服薬指導は苦手だ」という声は、さまざまなところで聞きます。実際、日経ドラッグインフォメーションが1200人の薬剤師に「小児の調剤について苦労したことがあるか？」というアンケートを行った結果、調剤で苦労したことが「よくある」「たまにある」と回答した薬剤師が69％に達しました[1]。同様に服薬指導に関しても60％の薬剤師が苦労した経験があり、実に半数以上の薬剤師が小児科の調剤・服薬指導を苦手と思っています。

　どういうことに困っているのでしょうか？　調剤で一番多いのは、「小児用量の計算と確認が煩雑」です。一方、服薬指導では「内服薬の飲ませ方や飲み合わせに関する指導」です。成人の調剤や服薬指導ではあまり出て来ない事柄ですが、これらが理解できれば小児の調剤・服薬指導も成人と同様にできます。本章では小児の調剤と服薬指導で苦労するところに焦点を当て、実践面から解説します。

4.1　小児の特徴

　「子どもは小さな大人ではない」ということを、ルソーはその著書『エミール』で訴えています。これは小児の薬物療法にも当てはまることで、子どもは成人した人間とは異なる発達段階を経ており、その成長に適した調剤や服薬指導をしなくてはいけません。具体的に挙げてみると①年齢や体重によって薬の量を調整する必要がある、②薬物動態が異なる、③生活リズムが異なる、④薬の使用経験が少ない、⑤嗜好や嚥下機能により飲めない剤形や薬がある、⑥患児自身が意思表示や判断ができない場合には保護者に対して服薬指導を行う、などが挙げられます（**表4.1**）。このことを頭に入れて調剤や服薬指導を行う必要があります。

表4.1　服薬指導に関連した小児と成人の違い

① 体重	成人に比べて体重変化が大きい。
② 薬物動態	年齢によって薬物動態（腎機能や肝機能など）が異なる。
③ 生活リズム	幼稚園／保育園または学校に通っており、食事や睡眠などのパターンも成人と異なる。
④ 薬の使用経験	初めて服用する子どもがいる。
⑤ 薬の種類、剤形	嗜好や嚥下機能により飲めない薬剤がある。
⑥ 保護者を通した間接的な服薬指導	自己判断できず、保護者を通じた服薬指導が必要になることが多い。

4.2　小児において特に注意すべき薬剤

　小児と成人は体格や生理機能が異なるだけでなく、薬の効果や副作用も同一ではないので、成人に使用されている薬剤でも小児では使用できない薬剤が多数あります。添付文書に「小児に禁忌」と書かれている薬剤には以下の薬剤があります。

A. 抗菌薬

　小児の禁忌薬で一番多いのは、**ニューキノロン系抗菌薬**で、11種類あります。おもな禁忌の理由は、安全性試験で報告されている幼若動物の関節障害です。ニューキノロン系抗菌薬のうち、小児で使用が認められているのは、ノルフロキサシンとトスフロキサシンだけです。

　クロラムフェニコール系抗菌薬は、新生児と低出生体重児で禁忌です。クロラムフェニコールはおもに肝臓でグルクロン酸抱合されますが、グルクロン酸転移酵素は新生児では未熟なため代謝が進まず、薬剤が高濃度で蓄積します。これにより、腹部膨張に始まる嘔吐、下痢、皮膚蒼白、虚脱、呼吸停止などが現れるグレイ症候群を引き起こすリスクがあるため、禁忌となっています。

　新生児と低出生体重児では、**スルファメトキサゾール・トリメトプリム**も高ビリルビン血症のリスクがあるため禁忌です。スルファメトキサゾールは血清アルブミンとの結合率が高いため、血清アルブミンと結合するはずのビリルビンを遊離させてしまい、高ビリルビン血症につながります。

B. 抗ヒスタミン薬

抗ヒスタミン薬で特に問題となるのは鎮静性の抗ヒスタミン薬で、**プロメタジン**は乳幼児で、**シプロヘプタジン**は新生児と低出生体重児で、それぞれ呼吸抑制の報告があり禁忌です。幼児用 PL 配合顆粒にはプロメタジンが含まれているので、商品名に幼児用と書かれていますが 2 歳未満には禁忌ですので注意してください。

成人では抗ヒスタミン薬の副作用は眠気ですが、小児では眠気以上に問題なのが**痙攣**です。幼若期では抑制性神経の発達が未熟で、ヒスタミン神経も抑制性神経として関与しています。小児では中枢移行性の高い抗ヒスタミン薬を服用するとヒスタミンの抑制が外れて興奮性神経が優位となり、痙攣の閾値が下がります（図4.1）。『熱性けいれん（熱性発作）診療ガイドライン2023』では「熱性けいれんの既往のある小児に対しては発熱性疾患罹患中における鎮静性抗ヒスタミン薬使用は熱性けいれんの持続時間を長くする可能性があり注意を要する」と記載されています[2]。熱性けいれんやてんかんの既往がある子どもには非鎮静性の抗ヒスタミン薬を処方するのが望ましいとされています。

C. 麻薬性薬剤

12 歳未満の小児では**コデイン**を含む麻薬性鎮咳薬は禁忌です。コデインは、CYP2D6 によってモルヒネに代謝され鎮咳作用を示しますが、小児ではモルヒネによる呼吸抑制の感度が高く副作用のリスクが上がります。また、モルヒネは母乳移行性が高く、新生児では代謝が悪く死亡例も報告されてい

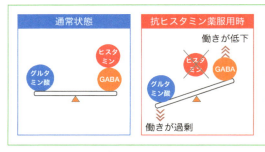

図4.1　抗ヒスタミン薬の小児における易痙攣性

ます（ミニメモ参照）[3]。母乳育児をしている母親への服用には注意が必要で、眠気などの症状が出た場合や乳児の哺乳が悪いときは服用を中止するよう指導します。

麻薬性止痢薬の**ロペラミド**は中枢移行性が悪いため腸管運動のみを抑制し、下痢を治癒します。しかし、脳血液関門が不十分である生後半年未満の乳児では呼吸抑制、全身性痙攣、昏睡等の重篤な副作用の報告があるため禁忌となっています（2歳未満は治療上やむを得ないと判断される場合を除き投与しないこと）。

ミニメモ **コデイン服用中の授乳婦の新生児が死亡した症例** [3]

　出産時から疼痛管理のため常用量のコデインを内服した授乳婦の新生児が生後13日目に死亡した症例です。コデインはCYP2D6で代謝されてモルヒネになりますが、当該患者はCYP2D6の代謝能が極めて高い遺伝子多型だったので、コデイン→モルヒネへの変換が急速大量に起き、高濃度のモルヒネが母乳中に移行しました。新生児はモルヒネの主代謝であるグルクロン酸抱合能が低いため、モルヒネ中毒が起き、死亡したと考えられます。

D. 非ステロイド性抗炎症薬 (Non-Steroidal Anti-Inflammatory Drugs：NSAIDs)

一般的に小児の発熱・疼痛時にNSAIDsを使用することはありません。**アセチルサリチル酸**は成人でよく用いられる解熱鎮痛薬ですが、小児ではインフルエンザや水痘の患児に用いた場合、ライ症候群を引き起こすリスクがあるため、15歳未満の子どもには投与しません。また、インフルエンザ脳症の発症率をジクロフェナク等のNSAIDsが上げることも報告されているため、小児の解熱・鎮痛にはNSAIDsは原則用いられません。

小児科における解熱鎮痛薬の第一選択薬は**アセトアミノフェン**です。アセトアミノフェンが使用できない子どもには第二選択薬のイブプロフェンを使用します。幼児用PL配合顆粒もサリチルアミドが含有されているので、インフルエンザなどの発熱時には投与回避します。

第 4 章　小児

4.3 ┃ 小児への服薬指導の工夫

A. 調剤の工夫

　ここでは「小児の調剤」で気をつけていることとして、「小児用量」、「散剤」、「シロップ剤」と「粉砕」について紹介します。

（1）小児用量

　多くの小児用量は体重から計算されますが、一つひとつを覚えるのは困難ですので、当薬局では特によく処方される薬については、**薬剤ごとに 10 kg 当たり投与する最大量と最小量の早見表**を作成しています（表4.2）。**表 4.2** を見ると、「抗菌薬」の最小用量はおおむね体重 10 kg 当たり約 1 g の用量になっているのがわかります。ペニシリン系（アモキシシリン）、第 1 世代のセフェム系（セファレキシン、セファクロル）や 14 員環マクロライド系（エリスロマイシン）は、最小量が体重 10 kg 当たり 2 〜 2.5 g と多くなりますが、含有量が多い製剤だと 1 g/10 kg くらいになります。

　抗アレルギー薬、鎮咳去痰薬は、体重 10 kg 当たり 0.4 〜 0.8 g の間にあります。これはある程度暗記します。例えば、よく使用されるカルボシステインやアンブロキサールは製剤量で 0.6 g/10 kg なので、この 2 剤を基準にして、その用量より上か下かで暗記しています。

　解熱鎮痛薬のアセトアミノフェン細粒 20％の用量は、10 mg/kg で計算すると体重 10 kg 当たり 0.5 g となり、アセトアミノフェンの用量から体重も推測できます。なお整腸剤はすべて体重 10 kg 当たり 1 g です。

　一方、**年齢で用量が決められている製剤**もあります。例えば、モンテルカストは年齢で使用できる製剤が異なります。1 〜 6 歳未満ではモンテルカスト細粒 4 mg を、6 歳以上の小児にはモンテルカストチュアブル錠 5 mg となります。同じ用量のモンテルカスト錠 5 mg は小児の適応がありませんので注意してください。第 2 世代の抗アレルギー薬では年齢で用量が変わることが多く、例えばレボセチリジン 6 か月〜 1 歳未満は 1.25 mg/ 分 1、1 〜 7 歳未満は 2.5 mg/ 分 2、7 〜 15 歳未満は 5 mg/ 分 2 となります。

（2）小児特有の調剤

1）散剤

●分包器：分包器には V マス型と円盤型があります。V マス型はヘラで粉

4.3　小児への服薬指導の工夫

表4.2　よく使用する薬剤の小児用量

分類	一般名	代表的商品名	用量（1日量）(mg/kg)	含量（%）	10 kgに投与する量（g）	
					最小量	最大量
抗菌薬	アモキシシリン	サワシリン細粒	20〜40	10%	2.0	4.0
		ワイドシリン細粒20%		20%	1.0	2.0
	セファレキシン	ケフレックス細粒100	25〜50	10%	2.5	5.0
		ケフレックス細粒200		20%	1.25	2.5
	セファクロル	ケフラール細粒	20〜40	10%	2.0	4.0
		セファクロル細粒20%		20%	1.0	2.0
	セフジニル	セフゾン細粒	9〜18	10%	0.9	1.8
	セフテラム	トミロン細粒	9〜18	10%	0.9	1.8
	セフポドキシム	バナンDS	6〜9	5%	1.2	1.8
	セフジトレン	メイアクト細粒	9	10%	0.9	
	セフカペン	フロモックス細粒	9	10%	0.9	
	エリスロマイシン	エリスロシンDS	25〜50	10%	2.5	5.0
		エリスロシンDS/W		20%	1.25	2.5
	クラリスロマイシン	クラリス	10〜15	10%	1.0	1.5
	アジスロマイシン	ジスロマック細粒	10	10%	1.0	
	トスフロキサシン	オゼックス細粒	12	15%	0.8	
	ファロペネム	ファロムDS	15	10%	1.5	
	ホスホマイシン	ホスミシンDS200	40〜120	20%	2.0	6.0
		ホスミシンDS400		40%	1.0	3.0
	テビペネム	オラペネム細粒10%	4〜6	10%	0.8	1.2
抗アレルギー薬	ペミロラスト	アレギサール	0.2[1]	0.5%	0.4	
		ペミラルトン	0.4[1]		0.8	
	ケトチフェン	ザジテン	0.06	0.1%	0.6	
	メキタジン	ゼスラン細粒	0.12[2]	0.6%	0.2	
		ニポラジン細粒	0.24[2]		0.4	
	プランルカスト	オノンDS	7	10%	0.7	
去痰薬	L-カルボシステイン	ムコダインDS	30	50%	0.6	
	アンブロキサール	ムコソルバンDS	0.9	1.5%	0.6	
鎮痛解熱薬	アセトアミノフェン	カロナール細粒	10〜15	20%	0.5	0.75
				40%	0.25	0.375

小児用量は添付文書より参照、DS：ドライシロップ
1）気管支喘息の用量が0.2 mg/kg、アレルギー性鼻炎の用量が0.4 mg/kg
2）蕁麻疹、皮膚疾患に伴う掻痒（湿疹・皮膚炎、皮膚掻痒症）、アレルギー性鼻炎の用量が0.12 mg/kg。気管支喘息の用量が0.24 mg/kg
3）1回量

薬を均等にならしていき分包紙に撒いていく形式で、複数の薬剤を混合するときや日数が短い場合は手早くできるという反面、均等にするのが難しく長期処方では不均一になりやすくなります。円盤型は粉薬を投入すると自動で回転している円盤に少しずつ薬が落ちていき、均等に分けられて撒いていく形式で、誰が使用しても均等になる反面、複数薬剤を混合することが困難です。それぞれ一長一短があり、目的や状況を考慮して選びます。

●混合：同一処方に散剤が記載されている場合は混合しますが、配合変化する薬剤が含まれている場合はそれぞれ別々に調剤します。一方、配合変化ではないのですが混合すると味が変わる薬剤があります。その代表がマクロライド系抗菌薬、エリスロシン、クラリスロマイシンとアジスロマイシンです。これらは酸性の薬剤と混合すると苦味が増すので、処方箋で混合の指示があっても単独で調剤します。

●賦形：散剤の分量が少量の場合、調剤および服用の便宜を図るため賦形剤を加えます。一般的に乳糖を用いますが、乳糖不耐症の子どもや、乳糖と配合変化を起こす薬剤（イソニアジド等）は馬鈴薯デンプンを用います。当薬局では 0.1 g 以下の場合、一包が 0.2 g になるように調剤しています。

●記名：散剤を服用する子どもは保育園や幼稚園に通っていることが多く、保育士さんに服薬をお願いする時は薬包紙に名前を書くように指示されます。通園していなくても、兄弟姉妹がいる場合に無記名の薬剤は、誤飲のリスクとなります。手間ですが、薬包紙にそれぞれ記名して下さい。

2) シロップ剤

●計量：シロップ剤の調剤にはメートグラスを使用して計量します。メートグラスはプラスチック製とガラス製があります。透明性はガラス製のほうが高いのですが、プラスチック製も最近は透明性が向上しています。また、粘度が高いシロップの場合はメートグラスに残ることがありますが、プラスチック製のほうがガラス製より少ないようです。計量がわずかな場合は注射筒を使用することもあります。

●メスアップ：散剤や錠剤と異なり、シロップ剤は1回量を "目盛り" か "計量カップ" で確認しながら服用する必要があります。1回量がきれいに割り切れないときは、メスアップによって割りやすい量にまで容積を増やす必要があります。メスアップには水を使う場合と、単シロップを使用する場合があります。

水は安価で、粘性が低くなるため計量も服用もしやすいというメリットがあるので、原則、水で希釈します。日本の水道水は水質基準に適合しているので使用は可能ですが、注意が必要です。フスコデ®配合シロップのインタビューフォームを読むと、「水道水で希釈したものは10日目で菌の増殖が肉眼で確認できた」と書かれています。一方、冷蔵庫に保管すると水道水で希釈したシロップも14日間、菌は増殖しません。

当薬局ではシロップ剤は7日分までは水道水で希釈しますが、できるだけ最小用量の水でメスアップし、服薬指導時に「冷蔵庫で保管するように」と指導します。8日以上の調剤の場合は単シロップでメスアップします。また、頓服で服用するシロップも長期保管することがあるので単シロップを用います。なお、溶性ピロリン酸第2鉄シロップのように単剤で長期に処方される場合は希釈せずに原液で、薬杯またはスポイトと一緒に渡します。

3）粉砕

小児に適した形態の薬剤がない場合、錠剤を粉砕します。粉砕には乳鉢と粉砕機を用います。

●乳鉢：少量の錠剤の粉砕に適しています。まず、錠剤を乳棒でひねりつぶしたのち、細かくなってきたら乳棒を渦巻き状に動かしてすりつぶしていきます。

●粉砕機：フィルムコーティング錠などの硬い錠剤や錠剤が多い場合に用います。フィルムコーティング錠やカプセルの場合は篩を使いますが、茶こしでも十分です。

●粉砕・脱カプセルを行わないほうがよい薬剤：製剤上の工夫をしている薬剤は粉砕することによって製剤本来の機能が失われ、安全性や薬物動態に変化が生じ、治療・副作用の面で思わぬ影響が出ることがあります。粉砕・脱カプセルを行わないほうが良い薬剤としては徐放性製剤、腸溶性製剤、軟カプセル、吸湿性・遮光性薬剤、味・臭・刺激被履した薬剤等があります。なお薬局で、粉砕・脱カプセルの可否を調べるには、①『錠剤・カプセル剤粉砕ハンドブック』（じほう社）、②添付文書やインタビューフォームによる性状や安定性の確認、③製薬メーカーからの粉砕後のデータを用います。

●重量ロス：粉砕の際に問題となるのが、乳棒・乳鉢や粉砕機に付着する重量ロスです。粉砕する錠剤の数が少ない場合、小さい錠剤や付着性の高い錠剤では重量ロスが大きくなります。乳糖などをあらかじめ加えると重量ロス

を防ぐことができます。一方、簡易懸濁法ではこのような重量ロスが全く生じないので、経管栄養を行っている子どもには考慮してもよいと思います。

B. 説明の工夫

（1） 子どもに対して

　小児の服薬指導は、保護者と一緒に行うことが中心になりますが、子ども本人への服薬指導を心掛けてください。4歳以上になるとコミュニケーションがある程度とれ、投薬台（90 cm）から顔が見えて話もできます。もちろん詳しい薬の説明はしませんが、服用することの意味は説明できます。「お友達と遊びに行けるよ」、「運動会に参加できるよ」等々を説明することで、服薬の動機づけができます。

（2） 保護者に対して

　夕方5時以降は仕事帰りの保護者が来るので薬局は急に忙しくなります。病院で長く待たされたので、詳しい説明などいらないという方に対しては、説明を長々としません。帰ったらまず何をするか、例えば「ごはん前に必ず飲ませる」とか、「解熱剤や吐き気止めをまず服用してから、他の内服を飲ませる」などのことを伝えます。そのような話にも聞く気がない保護者でも、薬をまとめたり、会計しながら話しかけると、意外と聞いてくれます。

　指導内容のいくつかは**指導箋**を作成しています。指導箋は帰宅後、時間がある時に必要があれば読んでくれます。そこで目を付けたのがお薬手帳です。小児科ではお薬手帳の持参率が高いので、手帳に挟めば紛失せず持ち帰ってくれます。当薬局では指導箋に両面テープを付け、お薬手帳に貼付できるようにしています。

（3） 保護者以外の方（親族・友達）に対して

　前述のように保護者は働いていることが多いので、代理の方が来られる場合もあります。その方が子どもとのかかわりが少ない場合は多くのことは伝えず、ポイントを絞って説明します。薬の説明も詳細な表現は避けて、抽象的に咳の薬、鼻水の薬、熱さましとだけ言います。そのため、帰宅後わからなかったり、保護者から質問されたりしたときは、遠慮なく薬局に電話するように申し送ります。

C. 服薬の工夫

(1) 飲めないと本当に効かない？

薬は飲めないと効かないのでしょうか？　飯山らは、急性上気道炎または喘息様の気管支炎で受診した子どもの服薬状況とその治療効果を検討しました[4]。その結果、服薬できなかった子と服薬できた子を比較すると、前者のほうが後者より症状が悪化したり改善しなかった割合が3倍と有意に多いことを報告しました（図4.2）。このことはどんなに優れた薬剤でも飲めなくては期待した効果が得られないことを示しています。

(2) 年齢によって対応が変わる

小児の場合、服薬の方法、薬に対する理解等々が年齢とともに変化していくので、服薬指導も年齢に合わせて変える必要があります。

1) 1歳未満：飲ませる方法をアドバイス

1歳未満ではスポイトを用いたり、薬を練って団子にして口に塗るように指導します。

●スポイトを用いる方法：当薬局では服薬させたことがない保護者や服薬がうまくできない場合は、薬剤師がスポイトを用いて服用させます。その際、子どもは縦抱きではなく横抱きで服用させます。縦抱きにすると口から薬液がこぼれるのに対して、横抱きでは口が上を向くのでこぼれません。ただし、むせそうなときは上体を起こします。

●お薬団子を作る方法：散剤は適量の水を加えるとペースト状（団子状）に

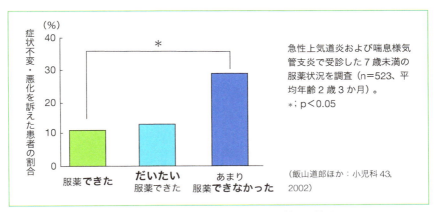

図4.2　服薬アドヒアランスによる症状不変または悪化した割合の差[4]

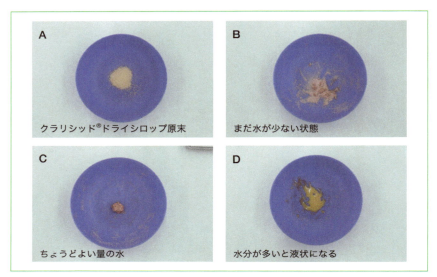

図4.3　お薬団子の作り方

なり、それを上あごや頬の内側に塗って、その後ミルクや母乳で流すように指導します。舌に直接触れることが少ないので味を感じにくいというメリットがある反面、必要な水の量は薬剤によって異なるため、水は1滴ずつ加える必要があります（図4.3）。

2）1～3歳：飲食物との相性を教える

1～3歳の服薬困難な子どもへの指導で成功するパターンは、飲ませ方から飲食物との混合に変わっていきます。薬の服用は基本「水」ですが、飲めない場合は、ジュースやアイスなどの食物と混ぜることを考慮して、飲食物との相性を説明します（p.68）。

3）4～6歳：ほめて飲ませる

4歳以降で飲めない場合は、食物と混ぜるというのではなく、なぜ薬を飲むのかを理解させることで解決する場合があります。この年齢になると、保護者ではなく子どもに直接服薬指導することも可能となります。そのとき、大事なことは上手く飲めたときにほめることです。錠剤が飲める場合は錠剤に変えることによってアドヒアランスが向上することもあります。また上を向いて粉薬をそのまま口に入れる「おとな飲み」を行うことで上手く飲めるケースもあります（コラム参照）[5]。

コラム　おとな飲み

「おとな飲み」では、同じくらいの年齢の子が上手に飲んで、得意そうにしている写真を見せて自尊心をくすぐり、頑張って飲んでもらうというものです。指導の対象は3～4歳以上で、まず保護者に、「散剤は味が改良されており、子どもが飲みやすくなっている」ことを説明します。次に子どもに写真を見せながら、声かけをします。ポイントは（1）水が入ったカップは子どもに持たせて、口にたっぷり含んでもらうこと、（2）散剤を口に投入する時には下顎の前歯の裏側に入れるようにすることです。

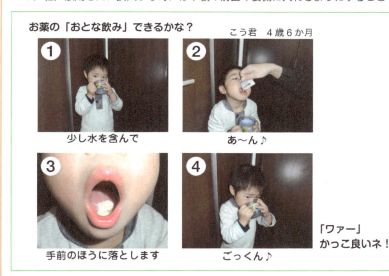

図　おとな飲みを紹介する時に用いるリーフレット（一部改変）
子どもがやる気になったらお薬手帳に挟んで渡している（写真提供；稲垣美知代氏）。

4）小中学生：服薬の意義を伝える

小中学生になると服薬困難な子どもはほとんどいなくなり、むしろ問題となるのは**怠薬**です。この年代は保護者による受動的な管理から自己による管理に移行する時期にあり、本人が自己管理しているほうが保護者の管理より怠薬率が高くなります。喘息やアトピー性皮膚炎などの疾患の指導は単に服薬の必要性を説明するだけではなく、検査値の推移をグラフにし、目でわかるように伝えます。

来局時に残薬チェックを行うと服用状況がわかるので、薬が残った原因を聞き取ります。朝の服用が困難な場合は用法の変更を薬剤の検討も含めて提

第 4 章　小児

案します。服薬管理が必要な子どもには LINE® などのコミュニケーション手段を用いて服薬状況をチェックし、継続的にフォローアップすることでアドヒアランスの向上につながります。

（3）飲食物との混合

小児の服薬指導で大事なことは自分で味見することです。本やネットで調べるより、自分の舌で味見することで服薬指導に「味」が出てきます。

1）混ぜると苦くなる組み合わせ

マクロライド系抗菌薬は酸性下で原薬が溶出するため、弱酸性の清涼飲料水やヨーグルトを混ぜると苦味が増します。服薬用ゼリーも果汁味だと弱酸性なので混合すると逆に苦くなります。一方、カルボシステインは水に溶解すると pH は 3 程度まで低下するためマクロライド系抗菌薬と混合すると苦くなります。水に溶かすと酸性になる薬剤は多く、混合するときは注意が必要です。

2）混ぜて飲みやすくなる飲食物

飲食物との飲み合わせは薬によって大きく異なり、複数薬剤が処方されている場合は相性が悪い薬剤がない以下の飲食物をまず紹介します。

●単シロップ：単シロップは飲食物ではありませんが、処方箋で出せるというメリットがあります。単シロップの中身は白糖であり、食べ物アレルギーの有無に関係なく使用できます。また、乳幼児では食物やミルクに混ぜるとその物を食べなくなることもあるので、まずは単シロップを勧めます。

●アイスクリーム：アイスクリームは甘いだけでなく、マスキング効果が高い乳脂肪が多いので比較的どの薬剤でも合います。「アイスミルク」や「ラクトアイス」は乳脂肪が少ないので、できるだけ「アイスクリーム」と表示されているものを選ぶ必要があります。

●練乳：練乳の乳脂肪量はアイスクリームと同じで、かつショ糖が 40％以上と、アイスクリームより多く含まれているため、甘いものを好む子どもには適しています。

（4）薬剤の変更

さまざまな手を使って散剤を飲ませようとしても、飲めないことがあります。この場合、当薬局では処方薬の変更を提案します。例えば、粉っぽさが嫌で散剤が飲めない子どもにはシロップ剤に変更すると飲めるようになります。あえて処方薬を変更することもアドヒアランスの向上につながります。

1) 同系統の薬剤に変える

　マクロライド系抗菌薬でもクラリスロマイシンやアジスロマイシンに比べエリスロマイシンはそれほど苦くありません。同様に、第3世代セファロスポリン系のセフポドキシムプロキセチルやセフジトレンピボキシルは苦みが強いが、同じ系統のセフジニルは甘いので、子どもが好んで服用します。

2) 後発品への変更

　後発品は先発品と味や色を変えていることがあります。散剤が飲めなくなると、次回その色を見ただけでも飲めなくなる子どもがいます。そのような場合、先発品とは異なる色や味の後発品に変えることで、服用できることがあります。

3) 錠剤への変更

　錠剤はそのまま飲めれば苦みが残りません。例えばクラリス 200 mg 錠の直径は約 8.6 mm ですが、小児用 50 mg 錠だと約 6.0 mm と小さく、飲みやすくなります。錠剤を子どもに見せて服用可能か確認し、可能であれば錠剤への変更を依頼します。

スキルアップポイント　常に保護者と子どもに寄り添う

　薬が飲めなかったときの対応も重要です。服薬支援に自信のない保護者には「失敗したら新しい袋を開けて飲ませてください」と指導しています。「半分だけ飲めた」という場合も「新しい袋を開けて、もう半分飲ませてください」と敢えて言います。要するに積極的に服用させるという保護者の姿勢が大事です。私が行っている、はげます指導法を示します（**表**）。大事なことは諦めないことであり、これは子育ての基本と同じです。薬剤師は常に保護者と子どもに寄り添うことが大事です。

表　私が保護者に伝えること

1	薬は8割飲めれば大丈夫！	飲ませることが目的ではなく、お子さんの病気を治すことが目的なので、完璧を目指す必要はない。
2	失敗しても次で頑張れば良い	失敗しても次回頑張れて飲めればよい。忘れても気づいた時すぐ飲ませ、間隔を空けて次を服用させれば問題ない。
3	吐き出したら、新しい薬を飲ませる	吐き出したら、新しい袋を開ける。半分だけ飲めたら、新しい袋を開けてもう半分飲ませる。
4	保護者が負けちゃダメ	飲めないままにすると患児は「吐き出せばよいんだ」と考える。保護者はお子さんに根負けしないように！

第 4 章　小児

(5) 保護者に寄り添う指導

　前述した飯山らの報告[2]を見ると、「服用できた」と「だいたい服用でき
た」で比較すると両群間に有意差はなく（図4.2参照）、「だいたい服用」で
きれば「服用できた」と同じくらいの効果が得られることも示唆しています。
「だいたい」＝8割と考え、服薬指導の際に「薬は8割飲めれば良い」と伝
えると、保護者も8割という目標が設定され「これくらいは飲ませることは
できる」と思うようになります。

4.4 患者からのよくある質問とその答え方

Q1 アセトアミノフェンは坐薬と散剤どちらが効きますか？

A1 保護者は解熱剤の効果は、坐薬＞散剤と思っている方が多いようです。
両者の比較はこれまで数多く研究されており、その結果をメタ解析した報告
があります[6]。解熱作用を投与1時間後と3時間後で検討したランダム化ま
たは準ランダム化試験で条件に合致した試験をピックアップし、その結果を
解析していました。解析結果は、投与1時間後も3時間後でも、解熱作用に
有意な差がなかったので、アセトアミノフェンは坐薬でも散剤でも効果には
差がないという結論になります。

　このことを踏まえて保護者から「解熱剤は坐薬と散剤どちらが効きます
か？」と聞かれたら、「効き方に大きな差はないので、使いやすいほうか、
またはお子さんが好きなほうにしてあげてください」と回答します。

Q2 坐薬を出したけど、どうしたらよい？

A2 「坐薬が排便などで出た」という場合は、まず出てきた坐薬の量を確
認します。形があれば再度、新しい坐薬を入れるように伝えます。溶けて見
つからないときはしばらく様子を見るように言います。動物実験ですが、ア
セトアミノフェン坐薬を挿入し3分後に出しても、体内にはAUC換算で
1/3吸収されていました[7]。アセトアミノフェン坐薬の場合は出したからと
いってすぐに入れるのではなく、1時間くらい様子をみて体温が下がらない
場合は新しい坐薬を入れるように伝えます。

4.4 患者からのよくある質問とその答え方

なお、坐薬は見えなくなるまで挿入し、挿入後は1分間指で肛門を押さえるように指導します。それでも出てくるときは、坐薬を入れたら子どもを縦抱きにするようにアドバイスします。縦抱きにすると肛門が収縮し、坐薬が出にくくなります。

Q3 目薬を上手くさせない、どうしたらよい？

A3 目薬は「アカンベーのポーズでさしてね」と指導します。保護者の膝の上に寝かせて下瞼を下に引っ張ってさします。高い所から下に持ってくると怖がるので、横からそっと持ってきてさしてください。さした後、目をパチパチと瞬きせずに、閉じたままのほうがよく吸収します。目薬1滴は30〜50 µL に対して、眼の容量は30 µL なので多少こぼれても、入ってさえすれば大丈夫です。点眼の指導は年齢によって以下のように変えます。

3歳（くらい）までは寝ているときにさす：寝ているときに下瞼を下げてさします。眠りが浅いときにはさすと気づかれるので、熟睡しているときにさしてください。乳児だったら、日中も寝るので上手くさせます。

4歳（くらい）以上は目を閉じてさす：目を開けてさすと怖がるときは、目をつぶったままで目頭に目薬を落として瞬きをすると自然に入ります。座ってさすよりも膝の上に寝かせてさしてあげたほうが失敗しません。

Q4 この症状は副作用ではないですか？

A4 副作用の問い合わせで多いのは、保護者が見てわかる便の異常と発疹です。

抗菌薬を服用すると下痢しやすいことはほとんどの保護者は知っているので、下痢をしていると「抗菌薬を止めても良いですか？」と聞かれます。この場合、まず受診するように指導します。抗菌薬による下痢は服用が終わると回復することと、整腸剤を服用することで改善することを説明します。抗菌薬を服用して下痢を経験したことのある子どもには、あらかじめ整腸剤も処方するように医師にお願いします。

薬を飲んだら発疹が出た場合、「薬による副作用ではないか」と疑います。ここで問題なのは、電話で相談された場合、実際の発疹を見ていないので薬

71

疹と判断できません。まずはかかりつけの医療機関に行くように指導し、夜間でも救急で確認してもらいます。過去に、「発疹が出たので薬疹では？」という電話に対して、診察したら溶連菌感染症やマイコプラズマ感染症だったことがありました。症状を確認せずに安易な判断をするのは避けたほうが良いと思います。

Q5 嘔吐しているけど、何を飲ませたらよい？

A5 ウイルス性腸炎になり嘔吐や下痢をすると急激に体内の水分がなくなるので、水分を補給してあげる必要があります。しかし、喪失するのは水分だけでなく、電解質のバランスが悪くなります。特に、重要なのが Na^+ なので、Na^+ が十分に含まれた**経口補水液**が推奨されます。

経口補水用の飲料水で特別用途食品として認可されているのは OS-1（オーエスワン®）です。OS-1® には 50 mEq/L の Na^+ が含まれており、米国小児科学会が経口補水飲料として推奨している Na^+ 含量（40 〜 60 mEq/L）の範囲に入ります。しかし、OS-1 は塩分が多いため、しょっぱい感じがし、飲めない場合がありますので。明らかな脱水症状がなければ、アクアライト®ORS などの若干 Na^+ 濃度を下げて飲みやすくした幼児用イオン飲料水を勧めます。心配な場合は、Na^+ が多く含まれるみそ汁やすまし汁を適宜追加するようにアドバイスします。現在、さまざまな経口補水液が販売されていますので、好みに合わせたものを選んでも良いと思います。

スポーツドリンクは小児の嘔吐や下痢用にデザインされていないので、電解質濃度が低く脱水時の経口補水液としては使えません。さらに糖分が多く含まれているので浸透圧が高いため、吸収が悪くなり下痢も悪化する可能性があります。

4.4　患者からのよくある質問とその答え方

Part II　患者ライフステージ・シチュエーション別　服薬指導

参考引用文献

1）日経 DI デジタル：特集 1：小児の処方箋　5 つの「困った」7 割の薬剤師が悩んだ経験あり　小児服薬指導・調剤のここが「困った」，日経 DI2016 年 6 月号　https://medical.nikkeibp.co.jp/leaf/all/di/digital/201606/547080.html

2）日本小児神経学会監修，熱性けいれん診療ガイドライン改訂ワーキンググループ編：熱性けいれん（熱性発作）診療ガイドライン2023，診断と治療社，2023　https://minds.jcqhc.or.jp/summary/c00763/

3）Koren G, et al.：Pharmacogenetics of morphine poisoning in a breastfed neonate of a codeine-prescribed mother. Lancet 368：704, 2006

4）飯山道郎ほか：小児の服薬コンプライアンス．小児科 43：72-78，2002

5）稲垣美知代：自尊心をくすぐる薬の「おとなのみ」指導，外来小児 17：467-468，2014

6）Goldstein LH, et al.：Effectiveness of oral vs rectal acetaminophen: a meta-analysis, Arch Pediatr Adolesc Med 162：1042-1046, 2008

7）田中嘉一ほか：家兎におけるアセトアミノフェン坐剤の途中排出後の薬物体内動態の変化，病院薬学 20：294-301，1994

73

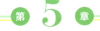

妊婦・授乳婦

千葉健史

はじめに

　何らかの疾患を抱えながら出産・母乳育児を希望する女性は多く、妊娠期や授乳期でも、多くの女性が母体の疾患コントロールのために、薬剤を服用しています。一般的に、患者へ薬剤を投与すべきかどうかは、そのメリット（効果）とリスク（副作用）のバランスを考えて判断されます。しかし、妊娠期・授乳期の薬剤治療では、母親に薬剤が投与されることにより、その薬剤を必要としてない胎児・乳児にも薬剤が投与されることになり、胎児・乳児にとっては、副作用のリスクのみが負荷されることになります[1]。妊婦に対する服薬指導では、母体の健康管理が胎児の成長・発達に重要であることはいうまでもなく、母体の疾患コントロールのために必要な薬剤を使用しないことによって生じるリスクがあることも十分に認識しておく必要があります。

　ほとんどの薬剤は母乳中へ移行することが知られていますが、重要なのは薬剤が母乳中へ移行するかどうかではなく、その母乳を飲んだ乳児に有害事象がもたらされるかどうかです。近年、母乳育児の重要性・有益性も明らかにされてきています。授乳婦に対する服薬指導では、母乳育児のメリットだけでなく、母乳育児をやめた場合のデメリットも説明したうえで、母乳育児の継続可否を患者自ら判断できるような環境・状況を作り出すことが重要です。

　「薬剤を使用している」イコール「妊娠や授乳を諦める」、ではありません。また、薬剤師には、薬剤によるリスクに関する情報提供が求められるのはもちろんですが、周産期特有の不安を解消するようなカウンセリング技術も必要になることがあります。

5.1 　妊婦・授乳婦の特徴

A. 妊婦に対する薬剤治療に関する基礎知識

（1）妊娠週数と妊娠検査

　妊娠週数は、月経周期が28日の女性を基準として算出します。最終の月経開始日を「0週0日」とし、次の日を0週1日、0週6日までを妊娠0週と呼び、3週6日までを妊娠1か月と数えます（図5.1）。2週0日で排卵・受精があり、この場合の分娩予定日は40週0日（最終月経開始日から280日

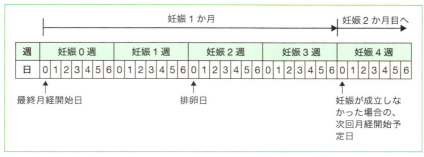

図5.1 妊娠週数の数え方

目）になります。また、妊娠37～41週の出産は正期産、37週未満の出産は早産、42週目以降の出産は過期産と呼ばれます。月経周期が不規則な女性の場合などは、妊娠週数や分娩予定日にずれが生じることがあるので、その場合は、超音波断層法や胎児頭殿長を測定して修正することになります[2]。

妊娠が成立すると、胎盤絨毛組織からヒト絨毛性ゴナドトロピン（human chorionic gonadotropin：HCG）が大量に分泌され、血液中や尿中に出現してくるようになります。このような理由から、尿中のHCG定性試験が妊娠判定に用いられています。

(2) 胎盤の役割と薬剤の胎盤移行性

母体循環と胎児循環は胎盤により隔てられており、そのおもな機能は、母親から胎児へ酸素・栄養分を供給すること、胎児の代謝廃棄物を排出することです[3]。母体血と胎児血は、栄養膜細胞層、合胞体性栄養膜細胞層、胎児毛細血管内皮細胞からなる「**胎盤関門**」によって分離されていますが、ほとんどの内因性物質および薬剤等の外因性物質は、この胎盤関門を通過すると考えられています[3]。

母体が摂取した薬剤は、おもに単純拡散で胎盤を通過します[4,5]。一般に、分子量が小さく、脂溶性が高い薬剤ほど胎盤移行性が高く、分子量が1000を超える薬剤はほとんど通過しないと考えられています[4]。多くの薬剤は分子量が500未満なので、胎盤を通過して胎児循環に移行すると考えられます[6]。また、血液中の薬剤はイオン型および分子型として存在していますが、分子型の薬剤のみが胎盤を通過すると考えられています。さらに、蛋白質に結合していない遊離型（非結合型）薬剤のみが胎盤を通過するので、母体の血漿アルブミン濃度は、薬剤の胎盤移行性に大きな影響を与えることになり

第5章　妊婦・授乳婦

表5.1　胎盤移行性に関与する代表的な因子

母体血—胎児血間の濃度勾配	母体血液中の薬剤濃度が高くなるほど、通過しやすい（単純拡散）。
分子量	分子量が小さい薬剤ほど胎盤を通過しやすい。1000より大きいものは胎盤をほとんど通過しない。
脂溶性	一般的に脂溶性が高いものが通過しやすい。
蛋白結合率	蛋白結合率の高いものほど通過しにくい。
イオン化の程度	分子型やイオン化されないもの（非解離性物質）は移行しやすい。
トランスポーター	MDR1[*1]、MRP5[*2]、BCRP[*3]などの多数のトランスポーターが胎盤に発現してることが報告されており、胎盤における物質輸送を制御している。

[*1]　MDR1：multidrug resistance protein 1
[*2]　MRP5：multidrug resistance-associated protein 5
[*3]　BCRP：breast cancer resistance protein

ます（表5.1）。

（3）ベースラインリスク

　先天異常（奇形）の自然発生率（ベースラインリスク）は、全分娩のうち2〜3％であり、そのほとんどが薬剤と関連していないとされています[1]。つまり、薬剤を服用しなくても、3％前後の確率で先天異常が発生するということになります。「薬を使用しなければリスクはない」と考える一般女性は多いので、ベースラインリスクについては、正しく理解をしてもらう必要があります。

　自然流産は、全妊娠の約15％に起こり、年齢とともにその発生率は上昇することが知られています。35歳を過ぎると流産率の増加がみられ、35〜39歳では20％、40歳以上では40％以上との報告もあります[7]。

（4）薬剤の使用時期と胎児への影響[2]

　妊娠の時期によって、薬剤が胎児へ及ぼす影響は異なります。妊娠3週頃までは全か無か（All or None）の時期、妊娠4〜15週頃までは催奇形性期、妊娠16週以降は胎児毒性期と呼ばれます（図5.2）。

1）全か無か（All or None）の時期

　妊娠3週頃までの時期は、全か無か（All or None）の時期と呼ばれます。もし、この時期に受精卵が、服用した薬剤の影響を大きく受けてしまった場合には、受精卵そのものが死んでしまうか（All）、小さな影響で済んだ場合

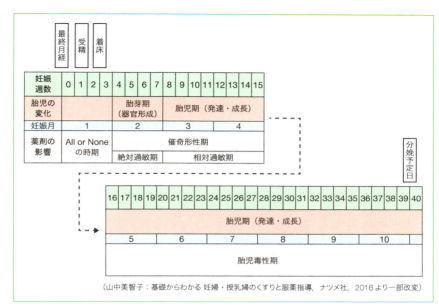

図5.2 薬剤の使用時期と胎児への影響[2]

には、修復機構が働いて全く影響がない正常な発達へ進んでいくと考えられています（None）。そのため、この時期に使用した薬剤の先天異常への影響に関しては、考慮する必要はありません。

2）催奇形性期・胎児毒性期

妊娠4～7週の時期は、胎児のおもに中枢神経系の形成が行われる時期で、胎児側の観点からは胎芽期と呼ばれています。この時期に何らかの因子が加わったりすると、胎児の構造異常が生じる可能性が高いといわれています。すなわち、奇形を起こす最も危険な時期とされ、「**絶対過敏期**」とも呼ばれています。

妊娠8～15週になると、体内で完成する器官もみられますが、まだ未完成の器官も多く、臓器の成熟や機能的な発達は継続しています。しかし、絶対過敏期よりは、奇形の危険性は低くなると考えられていますので、「**相対過敏期**」と呼ばれています。

妊娠16週目以降になると、ほぼ器官の形成は終了し、この時期に薬剤を服用しても奇形の心配はほとんどないと考えられています。しかし、この時期に特に問題となるのは、胎児毒性です。胎児毒性とは、薬剤が器官の発育

第5章　妊婦・授乳婦

表5.2　母乳育児のメリット

乳児に対するメリット		母親に対するメリット	
短期的効果	長期的効果	短期的効果	長期的効果
●以下の感染症の罹患率の低下 　呼吸器感染症 　消化器感染症 　中耳炎 　尿路感染症　など ● SIDS のリスク低下	●肥満のリスク低下 ●以下疾患の発症率の低下 　2型糖尿病 　高血圧 　脂質異常症 　心血管疾患 ●認知機能への好影響	●産後うつ病の予防効果 ●産後の体重増加抑制	●以下疾患の発症率の低下 　2型糖尿病 　乳がん 　卵巣がん 　骨粗鬆症　など

や機能に悪影響を及ぼすことで、代表的な薬剤として、非ステロイド性抗炎症薬（NSAIDs）による胎児動脈管収縮、アンギオテンシン変換酵素（ACE）阻害薬による胎児腎機能傷害などが知られています[8,9]。

B. 授乳婦に対する薬剤治療に関する基礎知識

（1）母乳育児の利点

　母乳は、乳児にとって最適な栄養源であり、母子双方に対して多くのメリットを与えることがわかっています（表5.2）。乳児に対しては、乳幼児突然死症候群（sudden infant death syndrome：SIDS）のリスク低減[10]、下気道感染症[11] や喘息[12] の罹患率低下といった短期的効果に加え、成人期の肥満[13] や糖尿病[14] の罹患率低下、認知機能の促進[15] などの生涯にわたって続く長期的効果もあるといわれています。また、母親へのメリットとしては、産後うつ病の予防効果[16] や、乳がん・卵巣がんの発症率の低下[17,18] などが報告されています。さらに、母乳育児をしないことによって母子双方に発症する疾患の医療費や、早期死亡による経済的生産性の損失などを考慮すると、母乳育児は、家族と社会の双方に経済的効果をもたらすとの報告もあります[19]。

（2）母乳分泌

　乳腺の組織は、結合組織と脂肪組織からなる間質組織内に、**乳管**および**腺房**等の実質が存在する形態をとっています（図5.3）。また、授乳期乳腺には、十数個の**乳腺小葉**が存在しています。乳腺小葉は円形の腺房が集まって構成されていて、乳管を介して、腺房同士が繋がり、1つの乳腺小葉を形成して

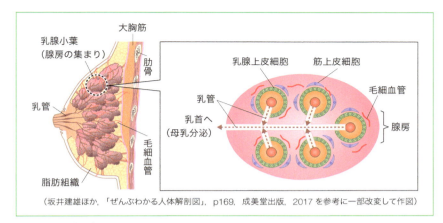

図5.3 母乳分泌のしくみ

います。

　各腺房の内側には、母乳産生を担う一層の**乳腺上皮細胞**があり、それを取り囲むようにして射乳に関わる**筋上皮細胞**、大量の脂肪組織を含む間質組織、毛細血管網が存在しています。下垂体前葉から分泌されるプロラクチンは、乳腺上皮細胞の受容体に働きかけて、母乳産生を促進させます。一方、乳腺上皮細胞によって産生された母乳は、いったん腺房内に集められます。乳児による乳首の吸啜刺激によって、下垂体後葉からオキシトシンが分泌され、そのオキシトシンの作用によって筋上皮細胞が収縮し、母乳が**乳管**に排出され、母乳分泌が起こります。

(3) 母乳への薬剤移行

　母体に投与された薬剤のほとんどが母乳中に分泌されると考えられています。吸収された薬剤は、母乳産生を担う乳腺上皮細胞を取り囲む毛細血管に至り、血管内皮細胞の間隙を通って間質（脂肪組織）に浸透し、乳腺上皮細胞を通過して母乳中へ移行します。薬剤が乳腺上皮細胞を通過する際の経路には、**細胞間隙経路**と**経細胞経路**の２つがあると考えられています[20]（図5.4）。分娩直後は、乳腺上皮細胞の細胞間隙に薬剤が通過できるぐらいのスペースがあり、血液中の薬剤は、そのスペースを通って母乳中へ移行することができます[20]。一方、産後数日が経ち、母乳産生が活発化してくると、密着結合（タイトジャンクション）の形成によって細胞間隙が密にシールされるため、細胞間隙経路による薬剤の母乳移行性は大幅に低下し、経細胞経

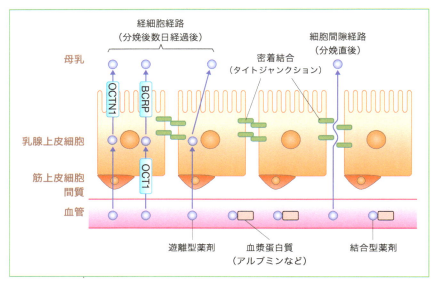

図5.4 薬剤の母乳移行経路

路による移行にシフトしていくと考えられています[20]。

　薬剤の母乳移行の機序には、おもに単純拡散と、トランスポーターを介した能動輸送の2つが考えられています。また、薬剤の分子量、蛋白結合率、脂溶性、イオン化率なども、母乳移行量に影響を及ぼす要因とされています（表5.3）。

(4) 母乳移行性や乳児への影響を予測するための指標

1) M/P比（milk to plasma ratio：母乳中薬剤濃度/血漿中薬剤濃度）

　M/P比は、母乳中薬剤濃度と血漿中薬剤濃度の比を示す値です。M/P比が1を超えると、血漿中濃度よりも母乳中濃度のほうが高いということであり、薬剤が母乳で濃縮されていることを意味します[20]。ただし、血漿中薬剤濃度の推移と母乳中薬剤濃度の推移は、一般的にパラレルな関係にないと考えられますので、サンプル採取のタイミングにより、M/P比は大きく変動することに留意する必要があります。M/P比の情報は、医療用医薬品添付文書、インタビューフォームに記載されていることがあります。

2) RID（relative infant dose：相対的乳児薬剤摂取量）

　RIDは、母親への薬剤投与量に対する乳児の薬剤摂取量の割合を示す値で、薬剤が母乳を介して乳児へ及ぼす影響を判断する際の指標となっています[9]。

表5.3　薬剤の母乳移行に影響を及ぼす因子

分子量	分子量の小さい薬剤ほど母乳中に移行しやすい。分子量が大きいヘパリン（30,000）、インスリン（6,000以上）、インターフェロン（22,500）などは、母乳中にはほとんど移行しない。
蛋白結合率	血漿蛋白と結合した薬剤（結合型）は、母乳中へ移行しない。
脂溶性	脂溶性の高い薬剤は、母乳中へ移行しやすい。
イオン化	弱塩基性薬剤（pKaが高い薬剤）ほど母乳中へ移行する。 分子型の薬剤のみが母乳中に移行すると考えられている。血液pHは7.4、母乳pHは血液よりも低い6.8前後である。すなわち、弱酸性薬剤では血液中のイオン型分率が高くなるため、母乳中にあまり移行しない。一方、弱塩基性薬剤の場合は、血液中ではイオン化されにくくなるため、母乳中へ移行しやすい。また、分子型の弱塩基性薬剤がいったん母乳中へ移行すると、母乳pHの影響からイオン型に変換されるため、母乳中にとどまりやすくなる（イオントラッピングと呼ぶ）。
トランスポーター	乳腺上皮細胞には、BCRP（breast cancer resistant protein）、OCTN1（carnitine/organic cation transporter 1）、OCT1（organic cation transporter 1）などのトランスポーターが発現している[21]。

RIDが10％未満を示す薬剤であれば、一般的に乳児への安全性が高いとされています[9]。また、実際には、多く薬剤のRIDは1％未満であると考えられています[9]。RIDは、母乳中薬剤濃度と血漿中薬剤濃度の比であるM/P比等のいくつかのパラメータを用いて、以下の式で算出することができます[9]。また、後述するDrug and Lactation Database（LactMed）にも、RIDに関する情報が掲載されていることがあります。

$$\text{RID}（\%）= \frac{\text{体重当たりの乳児の1日薬剤摂取量}^*（\text{mg/kg・日}）}{\text{体重当たりの母親の1日薬剤摂取量}（\text{mg/kg・日}）} \times 100$$

＊「体重当たりの乳児の1日薬剤摂取量」は、母乳中薬剤濃度に、哺乳量（不明な場合は、150 mL/kg/日）[22]を乗ずることで見積もることができます。なお、母乳中薬剤濃度は、母親の血漿中薬剤濃度にM/P比を乗ずることで算出可能です。

C. 妊婦・授乳婦の薬剤治療に関する代表的な情報源

（1）医療用医薬品添付文書

　医師が患者に医薬品を処方（投与）する時、あるいは薬剤師が医薬品情報を収集する時、医療用医薬品添付文書（以下、添付文書）は、重要な情報源の1つです。また、添付文書は、医薬品医療機器等法に基づく法的根拠をもつ情報源でもあります。

添付文書における「特定の背景を有する患者に関する注意」の項の中に、「妊婦」あるいは「授乳婦」という独立した項目がそれぞれ設けられており、その中に妊婦あるいは授乳婦への薬剤投与に関する情報が記載されることになっています。また、添付文書では記載要領も定められており、「妊婦」には、当該薬剤の胎盤移行性および催奇形性に加え、胎児暴露量、妊娠中の暴露期間、臨床使用経験、代替薬の有無等を考慮し、「**投与しないこと**」、「**投与しないことが望ましい**」、あるいは「**治療上の有益性が危険性を上回ると判断される場合にのみ投与すること**（俗に言う、**有益性投与**）」といった表現を基本として記載されます。一方、「授乳婦」には、当該薬剤の乳汁移行性、薬剤動態、薬理作用等から推察される乳児への影響等を考慮し、「**授乳を避けさせること**」、「**授乳しないことが望ましい**」、「**治療上の有益性及び母乳栄養の有益性を考慮し、授乳の継続又は中止を検討すること**（俗に言う、**有益性投与**）」、といった表現を基本として記載されることになっています。

添付文書は、妊婦・授乳婦への薬剤投与に関する情報源として、限界がある文書であることも十分に認識しておく必要があります。添付文書では、「妊婦」と「授乳婦」のどちらの項目に関しても、多くの医薬品が「有益性投与」とされています[23]。「有益性投与」のような表現をもって、医師も薬剤師も、当該薬剤を「妊婦に投与して良いのか、いけないのか」、あるいは「授乳させて良いのか、いけないのか」の問いに答えることはできません。添付文書の情報のみで、妊婦・授乳婦に対する薬剤投与に関する臨床判断を下すことは容易ではありません。

（2）オーストラリア医薬品評価委員会（Australian Drug Evaluation Committee：ADEC）のリスクカテゴリー

ADEC によって発表された胎児に対する薬剤の危険度分類です（表5.4）。この分類は、ヒトに対する過去の使用経験を重要視して作成されていることに特徴があります。しかしながら、B カテゴリーは、ヒトでの使用経験が少なく、ヒトでの危険性を示す確証がないカテゴリーになっていて、動物実験の結果に基づいて B1、B2、B3 のサブカテゴリーに分類されています。また、C カテゴリーには、催奇形性は認められていないが、胎児毒性を引き起こす（あるいは引き起こす可能性がある）薬剤が分類されています。つまり、**C カテゴリーに該当する薬剤が、B カテゴリーに分類される薬剤よりもリスクが高い薬剤であるということを意味するものではありません**。分類の特徴を

5.1 妊婦・授乳婦の特徴

表5.4 オーストラリア医薬品評価委員会によるリスク分類

カテゴリー		評価基準
A		多数の妊婦および妊娠可能年齢の女性に使用されてきた薬だが、それによって奇形の頻度や胎児に対する直接・間接の有害作用の頻度が増大するといういかなる証拠も観察されていない。
B	B1	妊婦および妊娠可能年齢の女性への使用経験はまだ限られているが、この薬による奇形やヒト胎児への直接・間接的有害作用の発生頻度増加は観察されていない。動物を用いた研究では、胎仔への障害の発生が増加したという証拠は示されていない。
	B2	妊婦および妊娠可能年齢の女性への使用経験はまだ限られているが、この薬による奇形やヒト胎児への直接・間接的有害作用の発生頻度増加は観察されていない。動物を用いた研究は不十分または欠如しているが、入手しうるデータでは、胎仔への障害の発生が増加したという証拠は示されていない。
	B3	妊婦および妊娠可能年齢の女性への使用経験はまだ限られているが、この薬による奇形やヒト胎児への直接・間接的有害作用の発生頻度増加は観察されていない。動物を用いた研究では、胎児への障害の発生が増えるという証拠が得られている。しかし、このことがヒトに関してどのような意義をもつかは不明である。
C		催奇形性はないが、その薬理効果によって、胎児や新生児に有害作用を引き起こす薬、または、その疑いのある薬。これらの効果は可逆的なこともある。
D		ヒト胎児の奇形や不可逆的な障害の発生頻度を増す、または増すと疑われる、またはその原因と推測される薬。これらの薬にはまた、有害な薬理作用があるかもしれない。
X		胎児に永久的な障害を引き起こすリスクの高い薬であり、妊娠中あるいは妊娠の可能性がある場合は使用すべきでない。

十分に確認したうえで、利用する必要があります。

(3) Briggs Drugs in Pregnancy and Lactation（書籍）[24]

　妊婦・授乳婦に対して薬剤を使用した場合の胎児および乳児への影響について、著者（Briggs ら）の判断による独自のリスクカテゴリーが記載されている書籍です。米国では、周産期患者と薬剤の分野における中心的な教科書として位置づけられています。胎児に対する影響では、動物実験の結果や、ヒトでの症例報告・疫学研究の結果などが簡潔に記載されています。また、乳児に対する影響では、おもに症例報告の結果がまとめられています。さらに、これらの内容をもとに、妊娠中と授乳期の薬剤使用に関して、7 つのリスクカテゴリー分けが行われています（表5.5）。

(4) Drugs and Lactation Database（LactMed®）

　米国国立図書館が運営する無料のデータベース（https://www.ncbi.nlm.nih.gov/books/NBK501922/）で、薬剤の乳児への安全性、母乳産生への影

83

第5章 妊婦・授乳婦

表5.5 Briggs Drugs in Pregnancy and Lactationにおける 乳児への安全性に関する評価基準[24]

COMPATIBLE	母乳中へ移行する薬剤量が、乳児に対して臨床的影響がある量ではないか、あるいは、授乳中の母親が服用したとしても、乳児に対して毒性を引き起こさないと推測される。
HOLD BREASTFEEDING	薬剤が母乳中へ移行するか不明。授乳は母親の治療が完了するまで控えるべき。
NO (LIMITED) HUMAN DATA -PROBABLY COMPATIBLE	ヒト試験のデータが存在しないか、あるいは非常に少ない。しかし、利用可能なデータにより、乳児に対して重大なリスクを示さないと考えられる。
NO (LIMITED) HUMAN DATA -POTENTIAL TOXICITY	ヒト試験のデータが存在しないか、あるいは非常に少ない。薬剤の特性から考えて、乳児に対して臨床的に重大なリスクを引き起こすと推測されるため、授乳は推奨されない。
HUMAN DATA SUGGEST POTENTIAL TOXCITY	ヒト試験のデータにより、乳児へのリスクが示唆されている。一般的に、薬剤の服用中は、授乳を避けたほうがよい。薬剤によっては、使用を短期間にとどめることで授乳可能となるが、その場合は乳児の状態を注意深く観察する必要がある。
NO (LIMITED) HUMAN DATA -POTENTIAL TOXICITY (MOTHER)	ヒト試験のデータが存在しないか、あるいは非常に少ない。薬剤の特性から考えて、母親に対して臨床的に重大なリスクを引き起こすと推測されるため、授乳は推奨されない。
CONTRAINDICATED	ヒトでの使用経験の有無にかかわらず、さまざまなデータにより、乳児に対して重篤なリスクを引き起こすと推測されるか、薬剤の適応となる母体の状態により、授乳は禁忌である。

響に関する情報が掲載されています。常に最新の情報が提供されていて、これまでの研究報告が項目ごとに整理され、引用文献もPubMedとリンクしたデータベースになっています。文献が網羅されているだけでなく、実際的な解釈も示されているので、多くの医療従事者に利用されています。

5.2 ┃妊婦・授乳婦において特に注意すべき薬剤

　日本産婦人科学会と日本産婦人科医会が合同で作成している『産婦人科診療ガイドライン―産科編2020』には、ヒトで催奇形性・胎児毒性を示す代表的医薬品、使用中は授乳中止を検討、あるいは授乳中の使用に際して慎重に検討すべき医薬品が列挙されています（表5.6、5.7）[25,26]。

84

5.3　妊婦・授乳婦への服薬指導

表5.6　ヒトで催奇形性・胎児毒性を示す代表的医薬品[25]

時期	分類	薬剤名	報告された異常
妊娠初期	皮膚角化症治療薬	エトレチナート	レチノイド胎児症
	抗てんかん薬	・カルバマゼピン ・トリメタジオン ・バルプロ酸ナトリウム	・神経閉塞不全・尿路奇形・心奇形 ・胎児トリメタジオン症候群 ・二分脊椎、胎児バルプロ酸症候群
	多発性骨髄腫治療薬	サリドマイド	上下肢形成不全、内臓奇形
	抗腫瘍・免疫抑制薬	・シクロフォスファミド ・メトトレキサート	・顔面・四肢奇形 ・メトトレキサート胎芽病（流産、頭蓋顔面奇形）
	抗甲状腺薬	チアマゾール	MMI 奇形症候群（頭皮欠損・臍帯ヘルニア・食道閉鎖）
	免疫抑制薬	ミコフェノール酸モフェチル	流産、顔面・四肢・内臓奇形
	消化性潰瘍治療薬	ミソプロストール	流産、メビウス症候群、四肢奇形
	抗血栓薬	ワルファリンカリウム	ワルファリン胎芽病（軟骨形成不全・中枢神経異常）
妊娠中期・末期	抗菌薬	・アミノグリコシド系 ・テトラサイクリン系	・第Ⅷ脳神経障害・先天性聴力障害 ・歯牙着色、エナメル質形成不全
	降圧薬	ACE 阻害薬、ARB	胎児腎障害・無尿・羊水過少・肺低形成
	消化性潰瘍治療薬	ミソプロストール	早産
末期妊娠	非ステロイド性抗炎症薬（NSAIDs）	インドメタシン、ジクロフェナクナトリウムなど	動脈管収縮、新生児遷延性肺高血圧、羊水過少、新生児壊死性腸炎

（日本産婦人科学会，日本産婦人科医会編集・監修：産婦人科診療ガイドライン―産科編 2020，pp60-63，2020 より一部改変）

5.3 | 妊婦・授乳婦への服薬指導

　妊婦・授乳婦が薬剤を使用する場合、患者本人と胎児・乳児との間で、ベネフィットとリスクが相反することがあります。妊婦・授乳婦に薬剤が投与された後、胎児や乳児にどのような影響が及ぶのかは、倫理的な配慮を理由に治験では評価されていません。また、同様の理由で、臨床研究の実施も困難であるため、多くの場合、エビデンスレベルの高い情報が得られるケースは少ないのが現状です。実際には、動物実験によるデータや、エビデンスレベルの低い症例報告等の情報を参考に、情報提供せざるを得ない場合もあります。このような状況に加えて、妊婦・授乳婦への服薬指導は、患者自身のほかに、胎児や乳児へのリスクも考慮して行う必要があり、この点が、一般

第 5 章　妊婦・授乳婦

表5.7　使用中は授乳中止を検討、あるいは授乳中の使用に際して慎重に検討すべき医薬品[26]

授乳可否	薬効分類	薬剤名	理由・対応
授乳中止を検討	抗悪性腫瘍薬	タモキシフェン、シスプラチンなど	少量であっても細胞毒性があるため、使用中の授乳は中止すべきである。ただし、授乳をした場合に、実際に乳児にどのような事象が観察されたのかのデータは少ない。抗悪性腫瘍薬使用中でも乳児にとって母乳の有益性が高い場合には個別に検討する。
	放射性同位元素	ヨウ化（131I）ナトリウム、ヨウ化（123I）ナトリウムなど	放射性標識化合物の半減期から予想される背景レベルまでの減衰にかかる時間まで授乳を中止する。
	抗不整脈薬	アミオダロン	母乳中に分泌され、乳児の甲状腺機能を抑制する作用がある。
授乳中の使用に関して慎重に検討	抗てんかん薬	フェノバルビタール、エトスクシミド、プリミドン、ラモトリギン	左記薬剤では、RID*が 10%、あるいはそれ以上に達する。他剤への変更を考慮する。
	抗躁薬	炭酸リチウム	乳児の血中濃度が高くなりやすい。可能ならば必要に応じて母乳中濃度や乳児の血中濃度を調べて判断する。
	抗不安薬・鎮静薬	ジアゼパム	ジアゼパムは半減期が 43 時間と長いので、半減期の短い他剤に変更する。
	オピオイド鎮痛薬	オキシコドン、モルヒネ、フェンタニル、リン酸コデイン	授乳中は 3 日以上の使用は避ける。CYP2D6の遺伝子変異をもつ授乳婦の場合、急速にコデインからモルヒネへの代謝が起こるため、常用量のコデインを服用した授乳婦の乳児がモルヒネ中毒を起こした例がある。ペチジン（活性代謝物）は半減期が長いため使用は避ける。
	無機ヨウ素	ヨウ化カリウム	乳汁中に濃縮され、乳児の甲状腺機能低下症の原因となりうる。

＊ RID：relative infant dose（相対的乳児薬剤接種量）（%）
（日本産婦人科学会，日本産婦人科医会編集・監修：産婦人科診療ガイドライン―産科編 2020，pp73-75，2020 より一部改変）

患者に対する服薬指導と大きく異なる点といえます。妊婦・授乳婦への服薬指導では、薬剤の飲み方、効果、副作用などの単なる情報提供にとどまらず、胎児や乳児の生命倫理の問題をふまえたカウンセリング的要素も必要になることがあります。

A.　妊婦への服薬指導のポイント

　基礎疾患を有し、妊娠中も継続して服薬が必要な女性に対しては、妊娠週数や、服用中の薬剤情報などから胎児へのリスクを評価します。胎児へのリスクに関する情報提供では、服薬によるリスクだけでなく、先天異常や自然流産のベースラインリスクも含めた情報提供も必要です。また、胎児のリス

ク評価にとどまらず、薬剤療法の必要性についても正しく理解してもらう必要があります。精神疾患を有する妊婦では、母体の精神状態が安定していることが妊娠継続に重要とされており、妊娠中に症状が悪化すると、その継続が困難となることがあります[27]。また、母体のうつ病やうつ状態は、早産や子宮内胎児発育遅延のリスク増加と関連するとの報告もあります[27]。母体の精神状態をコントロールすることには大きなメリットがあります。自己判断による妊娠中の勝手な服薬中止によって、母体だけでなく胎児にも悪影響が及ぶことがないようにサポートする必要があります。

コラム　つわり（妊娠悪阻）時の服薬方法について

　妊娠5〜6週に一過性に出現する悪心・嘔吐、食欲不振、食嗜の変化などの症状を「つわり」と呼び、症状の程度はさまざまですが、妊婦の50〜80%に認められます。また、つわりが重症化し、脱水、栄養障害などを呈した状態を妊娠悪阻といい、全妊婦の0.5〜2%に認められます。

　喘息やうつ病などの基礎疾患がある女性では、妊娠中でも服薬継続が必要な場合があります。特に、消化器症状が強い状況では、怠薬につながることもあり注意が必要となります。つわりや妊娠悪阻時の服薬方法に関する確立したエビデンスはないのですが、筆者の経験も踏まえると一般的には、以下のような方法が挙げられ、個別に合う方法を見つけて対処する必要があります。

- ・散剤・顆粒剤などの場合は、あらかじめ水や白湯を口に含んでから、服用すると薬剤が口に残りにくくなり、味やにおいが緩和される。
- ・オブラートや服薬ゼリーと一緒に服用する。
- ・OD錠は、口の中に味やにおいが残りやすいため、普通錠に変更してもらう。
- ・漢方薬などは、ココアに溶かして服用すると、苦みなどが緩和されて飲みやすくなる。

B.　授乳婦への服薬指導のポイント

　授乳期に薬剤治療が必要な女性に対しては、母乳育児の利点を理解しているか、今後の授乳に関する意向等を確認します。薬剤服用中に安全に授乳できる薬剤であっても、薬を服用しているという不安から、授乳を自己判断で中止したり、あるいは薬剤服用を中止したりすることがあります。このようなことがないように、薬剤師、処方医、小児科医、助産師などの医療従事者は、お互いに情報共有しながら、患者の不安な気持ちに寄り添ったサポートを行っていく必要があります。また、もし授乳を長期間中止した場合、母乳

第 5 章　妊婦・授乳婦

産生機能が衰退するため、服薬終了後の母乳育児が困難になる場合があることも伝えておく必要があるかもしれません。ただし、薬剤服用中も授乳を継続するのか、あるいは人工乳で哺育するのかは、授乳婦自身が主体的に決定すべきことです[26]。医療従事者は、母親にわかりやすく情報提供を行い、母親がそれを理解したうえで、授乳を継続するか否かを選択できる状況・環境をつくることが重要です。

5.4 ｜ 患者からのよくある質問とその答え方

Q1 妊娠中や授乳中の飲酒は、胎児や乳児にどのぐらいリスクがありますか？

A1 アルコール飲料は、エタノールを主成分としており、中枢神経系に抑制的に作用し、鎮静作用や催眠作用を示します。エタノールは、容易に胎盤を通過して胎児に移行するため、母体の血液中エタノール濃度と、胎児循環のエタノール濃度は、ほぼ等しくなると考えられています。妊娠中のアルコール摂取は、胎児性アルコール障害（fetal alcohol syndrome：FAS）の原因となることが知られています[28]。FAS の特徴的な臨床症状としては、発育不全、発達遅延、臓器障害、中枢神経障害などがあります[28]。アルコールの摂取期間が長く、摂取量が多いほど、FAS の発症リスクが高まるとの報告がある一方で、少量のアルコールでも脳萎縮や胎児発育不全を引き起こした症例も報告されています[29～31]。米国小児科学会は、妊娠中のどの時期にも、アルコールを摂取すべきではないとしています[32]。

ミニメモ 妊娠期・授乳期のアルコール摂取に関する各種調査報告や指針

前述した以外の、各種調査報告や指針を紹介します。

環境省による「子どもの健康と環境に関する全国調査（エコチル調査）」では、妊娠初期、および中～後期に飲酒があった女性の割合は、それぞれ 43.5％および 64.0％であったことが報告されています[33]。現在までのところ、妊娠中の絶対に安全なアルコール下限量というものはわかっておらず[34]、少しの飲酒ならば、胎児に影響は少ない（ない）と考える根拠はありません。妊娠を希望する女性に対しては禁酒を強く勧めるべきであると考えられます。

授乳婦が摂取したアルコール（エタノール）は、受動拡散で容易に母乳中に移行します。母体の血液中と母乳中のアルコール（エタノール）濃度は、ほぼパラレルに推移するとされ、母乳中のア

ルコール濃度は、摂取後 30 〜 60 分で最高値に達すると報告されています[35]。ノモグラム解析では、12 g のアルコール（350 mL ビール缶で約 14 g）を体重 45 kg の女性が摂取したとすると、母乳中に移行したアルコールが排泄されるまでに 2.5 時間を要すると予測されています[36]。また、アルコール摂取は、オキシトシンの分泌を抑制して母乳産生を低下させること[37]、母乳のにおいを変化させること等[37] も報告されています。一方、米国小児科学会では、飲酒は母乳育児の禁忌にはならないとしており、1 日 1 杯程度の飲酒ならば、飲酒後 2 時間以上の時間を空ければ乳児へ有害な影響を及ぼすことはないという指針を出しています[35]。しかしながら、アルコール代謝能には個人差が大きいこと、日本人では欧米人よりもアルコール代謝能が低い人の割合が多いことにも留意しておく必要があります。もし、飲酒後に授乳させた乳児の顔が赤くなる、よく寝るなど、普段と違う様子が認められたならば、その後の飲酒は控えたほうが良いと考えられます。そして、慢性的なアルコール摂取は、乳児の種々器官の発達にも影響を与える可能性があるため、授乳中の習慣的飲酒は避けるべきと考えられます。

Q2　妊娠中や授乳中の喫煙は、どのぐらいリスクがありますか？

A2 タバコの煙には、ニコチン以外にも、タール、一酸化炭素、シアン化合物など、3000 種以上もの有害化学物質が含まれています[34]。ニコチンには依存性があり、そのほかにも血管収縮作用や中枢神経興奮作用があります。タールには、多くの発がん性物質が含まれており、肺や種々組織におけるがん発症率を高めることが知られています。また、一酸化炭素は、ヘモグロビンに結合し、酸素の運搬を抑制するため、組織の低酸素状態を引き起こします[34]。厚生労働省による「健康日本 21」の調査では、2016 年の妊娠中の母親の喫煙率は 2.9％であったと報告されています[38]。

妊娠中の喫煙は、胎児発育不全、早産、出生時体重の低下と関連していることが報告されています[39,40]。特に、出生時体重低下のリスクは、喫煙本数が多いほど上昇すると考えられています[40,41]。また、妊娠中の喫煙は、児の呼吸器感染症、小児喘息、肥満、神経発達障害、乳児突然死症候群（SIDS）と関連しているとの報告もあります[39,42,43]。一方、妊娠初期の禁煙は、非喫煙妊婦と比べて、児の出生時体重に大きな影響は与えず、先天異常のリスク上昇も認められなかったとの報告もあります[44〜46]。このような報告から、喫煙は、母体と胎児の双方に有害であり、妊娠中の喫煙は避けるべきであると考えられます。喫煙している女性には、妊娠前に禁煙することが望ましい旨を伝えるとともに、もし突然妊娠が発覚した場合でも、直ちに禁煙することを勧めることが必要です。

第5章 妊婦・授乳婦

> **ミニメモ** 授乳期の喫煙に関する各種研究報告や指針

授乳期の喫煙に関する知見を紹介します。

喫煙は、血中プロラクチン濃度を低下させ、母乳産生量を低下させると言われています[47]。喫煙している母親では、非喫煙者に比べて授乳期間が短く[35]、母乳中のタンパク質や脂質含量も低下し[47]、その一方で重金属の含量は増加する[47]ことが報告されています。また、ニコチンは母乳中に移行することがわかっており、ニコチンのM/P比（母乳中濃度と血漿中濃度の比）は平均で2.92[47]、母乳中ニコチン濃度の半減期は約97分と報告されています[47]。さらに、授乳期の喫煙は、SIDSのリスク因子となる可能性も示唆されています[48]。米国小児科学会は、授乳期の禁煙を強く勧めていますが、どうしても不可能である場合には、喫煙本数を最小限にして、授乳中の喫煙や家中・車内での喫煙はしないこと、授乳直後に喫煙することを推奨しています[35]。

参考引用文献

1) 村島温子：第1章 妊娠・授乳期に関する基礎知識の整理 ①母性内科領域の基礎知識. 向精神薬と妊娠・授乳 改訂2版（伊藤真也，村島温子，鈴木利人編），pp2-5，南山堂，2017

2) 山中美智子：序章 妊婦・授乳婦と薬. 基礎からわかる 妊婦・授乳婦のくすりと服薬指導（山中美智子編著，酒見智子，刈込博documentほか），pp 2-24，ナツメ社，2016

3) 渡邉央美：第1章 総論 1産科医療の基礎知識 胎児毒性. 薬物治療コンサルテーション 妊娠と授乳 改訂3版（伊藤真也，村島温子編），pp 13-16，南山堂，2020

4) Syme MR, Paxton JW, Keelan JA：Drug transfer and metabolism by the human placenta. Clin Pharmacokinet 4：487-514, 2004

5) Myllynen P, Pasanen M, Pelkonen O：Human placenta：a human organ for developmental toxicology research and biomonitoring. Placenta 26：361-371, 2005

6) Pacifici GM, Nottoli R：Placental transfer of drugs administered to the mother. Clin Pharmacokinet 28：235-269, 1995

7) 中島　研，八鍬奈穂ほか：Part 1 妊娠・授乳と薬の基礎知識，妊娠と薬の基礎知識. 妊娠と授乳 服薬指導実践ガイド（中島　研，八鍬奈穂監修，日経ドラッグインフォメーション編），pp14-29，日経BP，2021

8) 村島温子：総論 妊娠・授乳と薬. 胎児毒性（＋新生児毒性）の明らかな薬には、どんなものがあるでしょうか？. 飲んで大丈夫？やめて大丈夫？ 妊娠・授乳と薬の知識（村島温子, 山内愛編著），pp1-9，医学書院，2010

9) 杉本充弘：I妊婦・授乳婦への薬物療法の基本的考え方. 妊婦・授乳婦の薬 改訂2版（杉本充弘編著），pp1-6，中外医学社，2018

10) Ip S, et al.：Breastfeeding and maternal and infant health outcomes in developed countries. Evid Rep Technol Assess（Full Rep）153：1-186, 2007

11) Quigley MA, et al.：Exclusive breastfeeding duration and infant infection. Eur J Clin Nutr 70：1420-1427, 2016

12) Dogaru CM, et al.：Breastfeeding and childhood asthma：systematic review and meta-analysis. Am J Epidemiol 179：1153-1167, 2014

13) Victora CG, et al.：Breastfeeding in the 21st century：epidemiology, mechanisms, and lifelong effect. Lancet 387：475-490, 2016

14) Horta BL, de Lima NP：Breastfeeding and Type 2 Diabetes：Systematic Review and Meta-Analysis. Curr Diab Rep 19：1, 2019

15) Horta BL, Loret de Mola C, Victora CG：Breastfeeding and intelligence：a systematic review and meta-analysis. Acta Paediatr 104：14-19, 2015

16) Figueiredo B, et al.：Breastfeeding and postpartum depression state of the art review.

J Pediatr（Rio J）89：332-338, 2013

17）Collaborative Group on Hormonal Factors in Breast Cancer：Breast cancer and breastfeeding：collaborative reanalysis of individual data from 47 epidemiological studies in 30 countries, including 50302 women with breast cancer and 96973 women without the disease. Lancet 360：187-195, 2002

18）Chowdhury R, et al.：Breastfeeding and maternal health outcomes：a systematic review and meta-analysis. Acta Paediatr 104：96-113, 2015

19）Walters DD, Phan LTH, Mathisen R：The cost of not breastfeeding：global results from a new tool：Health Policy Plan 34：407-417, 2019

20）加藤育子：第Ⅰ章 母乳育児支援の臨床と実践 Chapter 4 母親の嗜好や薬剤服用の影響．母乳育児ハンドブック（水野克己，永田 智，清水俊明監修，日本小児医療保健協議会（四者協）栄養委員会編），pp 39-59，東京医学社，2022

21）García-Lino AM, et al.：Transporters in the Mammary Gland-Contribution to Presence of Nutrients and Drugs into Milk. Nutrients 11：2372, 2019

22）Verstegen RHJ, Anderson PO, Ito S：Infant drug exposure via breast milk. Br J Clin Pharmacol 88：4311-4327, 2022

23）濱田洋実：第1章 妊娠・授乳期に関する基礎知識の整理 ②添付文書情報の捉え方．向精神薬と妊娠・授乳 改訂2版（伊藤真也，村島温子，鈴木利人編），pp 16-23，南山堂，2017

24）Briggs GG, et al.（eds.）：Briggs Drugs in Pregnancy and Lactation：A Reference Guide to Fetal and Neonatal Risk, 12th ed, Lippincott Williams & Wilkins（Philadelphia, PA），2021

25）日本産婦人科学会，日本産婦人科医会編集・監修：産婦人科診療ガイドライン―産科編 2020, pp60-63，日本産婦人科学会事務局，2020 https://www.jsog.or.jp/activity/pdf/gl_sanka_2020.pdf

26）日本産婦人科学会，日本産婦人科医会編集・監修：産婦人科診療ガイドライン―産科編 2020, pp73-75，日本産婦人科学会事務局，2020 https://www.jsog.or.jp/activity/pdf/gl_sanka_2020.pdf

27）中島 研，八鍬奈穂ほか：Part 1 妊娠・授乳と薬の基礎知識 妊娠中・授乳中の女性への対応の基本．妊娠と授乳 服薬指導実践ガイド（中島 研，八鍬奈穂監修，日経ドラッグインフォメーション編），pp42-52，日経BP，2021

28）Kline J, et al.：Drinking during pregnancy and spontaneous abortion. Lancet 2：176-180, 1980

29）Rosett HL, et al.：Therapy of heavy drinking during pregnancy. Obstet Gynecol 51：41-46, 1978

30）Hatchard T, et al.：Effects of low-level alcohol use on cognitive interference：an fMRI study in young adults. Alcohol 49：7-13, 2015

31）Carter RC, et al.：Fetal alcohol-related growth restriction from birth through young adulthood and moderating effects of maternal prepregnancy weight. Alcohol Clin Exp Res 37：452-462, 2013

32）Williams JF, Smith VC：Fetal Alcohol Spectrum Disorders. Pediatrics 136：e1395-1406, 2015

33）Cho K, et al.：Prenatal alcohol exposure and adverse fetal growth restriction：findings from the Japan Environment and Children's Study. Pediatr Res 92：291-298, 2022

34）肥沼 幸：第1章 妊娠・授乳期に関する基礎知識の整理 ④周産期における飲酒・喫煙の影響．向精神薬と妊娠・授乳 改訂2版（伊藤真也，村島温子，鈴木利人編），pp 33-41，南山堂，2017

35）Meek JY, Noble L：Policy Statement：Breastfeeding and the Use of Human Milk. Pediatrics 150：e2022057988, 2022

第 5 章 妊婦・授乳婦

36）Anderson PO：Alcohol Use During Breastfeeding. Breastfeed Med 13：315-317, 2018

37）Mennella JA, Beauchamp GK：The transfer of alcohol to human milk. Effects on flavor and the infant's behavior. N Engl J Med 325：981-985, 1991

38）一般社団法人日本家族計画協会：厚生労働省 平成 29 年度子ども・子育て支援推進調査研究事業 健やか親子 21（第 2 次）に関する調査研究報告書．平成 30 年 3 月　https://www.mhlw. go.jp/content/11900000/000520487.pdf

39）Hitsman B, et al.：History of depression and smoking cessation outcome：a meta-analysis. J Consult Clin Psychol 71：657-663, 2003

40）Kleinman JC, et al.：The effects of maternal smoking on fetal and infant mortality. Am J Epidemiol 127：274-282, 1998

41）Wisborg K, et al.：Exposure to tobacco smoke in utero and the risk of stillbirth and death in the first year of life. Am J Epidemiol 54：322-327, 2001

42）Rogers JM：Tobacco and pregnancy. Reprod Toxicol 28：152-160, 2009

43）George L, et al.：Environmental tobacco smoke and risk of spontaneous abortion. Epidemiology 17：500-505, 2006

44）Eskenazi B, Prehn AW, Christianson RE：Passive and active maternal smoking as measured by serum cotinine：the effect on birthweight. Am J Public Health 85：395-398, 1995

45）Lee LJ, Lupo PJ：Maternal smoking during pregnancy and the risk of congenital heart defects in offspring：a systematic review and metaanalysis. Pediatr Cardiol 34：398-407, 2013

46）Hackshaw A, Rodeck C, Boniface S：Maternal smoking in pregnancy and birth defects：a systematic review based on 173 687 malformed cases and 11.7 million controls. Hum Reprod Update 17：589-604, 2011

47）Napierala M, et al.：Tobacco smoking and breastfeeding：Effect on the lactation process, breast milk composition and infant development. A critical review. Environ Res 151：321-338, 2016

48）Dwyer T, Ponsonby AL, Couper D：Tobacco smoke exposure at one month of age and subsequent risk of SIDS—a prospective study. Am J Epidemiol 149：593-602, 1999

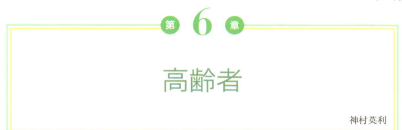

高齢者

神村英利

はじめに

　加齢に伴い、臓器・組織の機能は低下します。また、高齢になると、代謝・排泄されにくくなるために、薬物は体内に蓄積しやすくなります。さらには、薬物の組織親和性も変化します。これらのことから、高齢者は若年者に比べて副作用が発現しやすい状態にあります。ふらつき、転倒、抑うつといった高齢者特有の症状を誘発する薬物や高齢者には慎重に投与しなくてはならない薬物がある一方、開始を考慮するべき薬物もあります。そして、高齢者の多くは複数の生活習慣病を併発しており、多剤併用処方になっています。認知機能や視力の低下、嚥下困難、手指が不自由な高齢者も多く、可能な限り処方をシンプルにするとともに、服薬（使用）可能な剤形を選択し、飲み忘れを防ぐ方策を講じる必要があります。そこで本章では、高齢者の特徴、特に注意すべき薬剤、調剤・説明・服薬の工夫、よくある質問の答え方について概説します。

6.1　高齢者の特徴

A. 機能低下・フレイル

　加齢により、多くの臓器・組織で機能が低下します。例えば、心疾患や呼吸器疾患に罹患していなくても、心機能や肺活量は年齢とともに低下します。また、認知症を発症していなくても、年齢相応の物忘れは起こります。

　食欲低下等により食事量が減ると、低栄養状態となり、筋肉が減少し、筋力が低下して、**サルコペニア**（p.94 ミニメモ参照）になりやすくなります。すると、運動機能が低下して、**ロコモティブシンドローム**（p.94 ミニメモ参照）が発現します。これに定年退職、伴侶の死といった喪失体験等によるストレスや新たな疾患が加わることで、フレイルに陥りやすくなります（図6.1）[1]。フレイルとは、健康と要介護の間の虚弱な状態で、表6.1に示す体重、筋力、易疲労感、歩行速度、身体活動のうち、3項目以上が評価基準に該当した場合をいいます[2]。

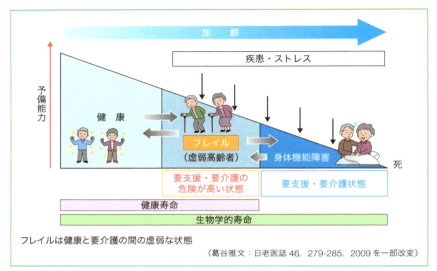

図6.1 フレイルモデル[1]

表6.1 フレイルの判定基準：改訂日本版Cardiovascular Health Study（J-CHS）基準[2]

項目	評価基準
体重	6か月で2 kg以上の（意図しない）体重減少
筋力	握力：男性28 kg未満・女性18 kg未満
易疲労感	（ここ2週間）わけもなく疲れたような感じがする
歩行速度	1.0 m/秒未満
身体活動	①軽い運動・体操をしていますか？ ②定期的な運動・スポーツをしていますか？ 上記いずれも「週に1回もしていない」で該当

【該当項目数】 0項目：健常、1～2項目：プレフレイル、3項目以上：フレイル

(Satake S, and Arai H. Geriatr Gerontol Int 20：992, 2020 より)

> **ミニメモ** サルコペニアとロコモティブシンドローム
>
> **サルコペニア**：加齢に伴い、全身の筋肉量が進行性に減少して、筋力が低下する老化現象のこと。
> **ロコモティブシンドローム**：運動器の障害のために移動機能が低下した状態のこと。

B. 薬物動態・薬力学の変化

　年齢に応じて、腸管の血流量が減少し、胃酸の分泌が低下して胃内の pH が上がりますが、薬物の吸収低下は軽微といわれています。しかし、薬物の分布、代謝、排泄および薬力学は加齢により変化します（表6.2）[3]。高齢になると体液量（水分量）が減少しますから、水溶性薬物の血中濃度は高くなります。また、アルブミンが減少しますので、血中の遊離型薬物濃度は高まります。さらには、相対的に脂肪が増えるため、脂溶性の薬物は蓄積しやすくなります。一方で、薬物代謝酵素活性や腎血流量は低下しますので、薬物は代謝・排泄されにくくなります。そして、受容体やトランスポーターとの親和性が低下もしくは上昇して、薬物の組織感受性も変化します。これらのことから、若年者に比べて、高齢者は薬物に対する反応性が高い状態になっています。

C. 多病による多剤併用

　高齢者の保有疾患数と処方薬剤数は年齢とともに増加します。しかし、疾患当たりの処方薬剤数は平均1.3剤で、年齢相関性はありません[4]。すなわち、高齢になるほど複数の疾患を併発することが多く、疾患ごとにガイドラインに沿った標準的な薬物療法を行っても、多剤併用になります。その結果、薬剤数が6種類以上の患者は、5種類以下の患者に比べて薬物有害事象（「重

表6.2　薬物動態と薬力学の加齢変化[3]

特徴	要因
吸収低下 （薬物の吸収低下は軽微）	腸管の血流減少 胃内 pH 上昇
分布変化	水分・筋肉・アルブミンの減少 脂肪の増加 蛋白結合の変化
薬物代謝能低下	肝血流・酵素活性・酵素誘導の低下
腎排泄能低下	腎血流・糸球体濾過量・尿細管分泌量の低下
組織感受性の変化	親和性の低下または上昇

（星哲哉：治療 96，2014 より）

> **重要用語の解説** 　薬物有害事象
>
> 　薬物の使用後に発生した好ましくない事象のことです。一見偶発的と思われる事象もすべて拾い上げることにより、症例が集積されて、未知の副作用の発見につながる場合があるため、有害事象は薬物との因果関係を問いません。一方、副作用は、薬物との因果関係を否定できない有害事象のことです（図）。
>
>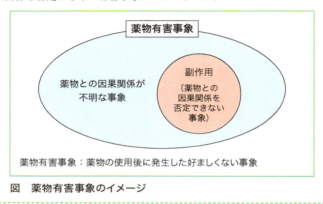
>
> **図　薬物有害事象のイメージ**

要用語の解説」参照）の発現頻度が有意に高まります。また、5種類以上の患者は、4種類以下の患者に比べて転倒の発現頻度が有意に高くなります。

6.2　高齢者において特に注意すべき薬物

A. 薬剤起因性老年症候群の原因薬物[4]

　ふらつき、転倒、抑うつ、認知機能障害、せん妄、食欲低下、便秘、排尿障害、尿失禁は加齢に伴うさまざまな要因により高齢者が呈する症状で、**老年症候群**と呼ばれています。そして、多くの薬物が老年症候群の原因になります（表6.3）[4]。例えば、降圧薬により血圧が下がりすぎると、ふらつきや転倒が起こります。抗不安薬や抗精神病薬などは抑うつ状態を誘発します。睡眠薬などの中枢神経系を抑制する薬物は認知機能障害を起こします。抗パーキンソン病薬、抗不整脈薬、気管支拡張薬でもせん妄を起こすことがあります。非ステロイド性抗炎症薬（non-steroidal anti-inflammatory drugs：NSAIDs）

6.2　高齢者において特に注意すべき薬物

表6.3　おもな薬剤起因性老年症候群の原因薬物[4]

症候	薬物
ふらつき 転倒	降圧薬（特に中枢性降圧薬、α遮断薬、β遮断薬）、睡眠薬、抗不安薬、三環系抗うつ薬、抗てんかん薬、フェノチアジン系精神病薬、抗パーキンソン病薬（トリヘキシフェニジル）、抗ヒスタミン薬
抑うつ	中枢性降圧薬、β遮断薬、ヒスタミン H_2 受容体拮抗薬、抗不安薬、抗精神病薬、抗甲状腺薬
認知機能障害	降圧薬（中枢性降圧薬、α遮断薬、β遮断薬）、睡眠薬、抗不安薬（ベンゾジアゼピン系薬）、三環系抗うつ薬、抗てんかん薬、フェノチアジン系抗精神病薬、抗パーキンソン病薬、抗ヒスタミン薬（ヒスタミン H_2 受容体拮抗薬を含む）
せん妄	抗パーキンソン病薬、睡眠薬、抗不安薬、三環系抗うつ薬、抗ヒスタミン薬（ヒスタミン H_2 受容体拮抗薬を含む）、降圧薬（中枢性降圧薬、β遮断薬）、ジギタリス、抗不整脈薬（リドカイン、メキシレチン）、気管支拡張薬（テオフィリン、アミノフィリン）、副腎皮質ステロイド薬
食欲低下	非ステロイド性抗炎症薬（NSAIDs）、アスピリン、緩下薬、抗菌薬、ビスホスホネート系薬、抗不安薬、抗精神病薬、トリヘキシフェニジル
便秘	睡眠薬、抗不安薬（ベンゾジアゼピン系薬）、三環系抗うつ薬、膀胱鎮痙薬、腸管鎮痙薬（ブチルスコポラミン、プロパンテリン）、ヒスタミン H_2 受容体拮抗薬、α-グルコシダーゼ阻害薬、フェノチアジン系抗精神病薬、トリヘキシフェニジル
排尿障害 尿失禁	三環系抗うつ薬、腸管鎮痙薬（ブチルスコポラミン、プロパンテリン）、膀胱鎮痙薬、ヒスタミン H_2 受容体拮抗薬、睡眠薬・抗不安薬（ベンゾジアゼピン系薬）、フェノチアジン系抗精神病薬、トリヘキシフェニジル、α遮断薬、利尿薬

（秋下雅弘：多剤併用を整理する「知恵」と「コツ」，南山堂，2016 より）

やアスピリンは胃粘膜障害を起こして食欲低下を招きます。三環系抗うつ薬や鎮痙薬などの抗コリン作用がある薬物は、便秘や排尿障害を起こすことがあります。

B. 特に慎重な投与を要する薬物 [5]

　『高齢者の安全な薬物療法ガイドライン 2015』[5]（まもなく 2024 年版が出版予定）には、「75 歳以上および 75 歳未満のフレイル〜要介護状態の高齢者」に 1 か月以上の長期投与を行う場合に、特に慎重を期する薬物のリストが収載されています。例えば、せん妄に対して使用されることが多い抗精神

病薬は錐体外路症状、過鎮静、認知機能低下などのリスクが高く、また、非定型抗精神病薬には血糖上昇のリスクが高いものもあります。このため、定型抗精神病薬の使用はできるだけ控えることや、非定型抗精神病薬も必要最小限の使用にとどめること、ブチロフェノン系抗精神病薬はパーキンソン病患者、オランザピンとクエチアピンは糖尿病患者に禁忌であることが示されています。

C. 開始を考慮するべき薬物 [5]

『高齢者の安全な薬物療法ガイドライン 2015』[5]（まもなく 2024 年版が出版予定）には、「75 歳以上および 75 歳未満のフレイル～要介護状態の高齢者」への開始を考慮するべき薬物も挙げられています。例えば、高齢のパーキンソン病患者で精神症状あるいは認知機能障害を合併している場合や症状改善の必要性が高い場合には、L- ドパと末梢性ドパ脱炭酸酵素阻害薬の配合剤が推奨されています。また、呼吸器系や循環器系の基礎疾患を有する高齢者には、インフルエンザワクチンと肺炎球菌ワクチンの併用が薦められています。誤嚥性肺炎ハイリスクの高血圧患者には、嚥下反射を亢進するアンジオテンシン変換酵素（angiotensin converting enzyme：ACE）阻害薬の投与を考慮することが示されています（ミニメモ参照）。

ミニメモ ▶ 嚥下反射とサブスタンス P と ACE 阻害薬

　高齢者は大脳基底核の障害によってドパミンが低下し、サブスタンス P の生産性も低下して、嚥下反射が悪くなります。ACE 阻害薬はアンジオテンシン I からアンジオテンシン II への変換を阻害しますが、加えてサブスタンス P の分解阻害作用も有します。また、トウガラシに含まれるカプサイシンはサブスタンス P の放出促進作用を示します。

6.3 高齢者への服薬指導の工夫

A. 調剤の工夫

内服薬は錠剤、カプセル剤、散剤、顆粒剤、口腔内崩壊（orally disintegrating：OD）錠などのさまざまな剤形が上市されています。また、内服薬と吸入薬には複数の成分を配合した製剤があります。さらには、投与間隔の

6.3 高齢者への服薬指導の工夫

長い内服薬、内服薬と同じ成分の全身作用性貼付剤や持効性注射剤もあります。そこで、処方された剤形を服用（使用）できない場合や服薬アドヒアランスが悪い場合は、疑義照会して、別の剤形に変更したうえで調剤するようにします。

（1）内服薬の剤形（表6.4）

高齢者が無理なく服用できる薬のサイズは 10 mm 程度です。例えば、**サラゾスルファピリジン錠 500 mg** の先発医薬品は長径が 17.7 mm ですが、後発医薬品の直径は 11.0 mm です。一方、視力低下や手指に障害がある高

表6.4 異なる剤形がある薬物の例

薬物	先発医薬品	後発医薬品	先発医薬品との違い
サラゾスルファピリジン 500 mg	錠剤 17.7 mm × 7.5 mm	錠剤 11.0 mm	小型化
グリメピリド 0.5 mg	錠剤 4.5 mm	錠剤 7.0 mm OD 錠	大型化 OD 錠の追加
ポリスチレンスルホン酸カルシウム	散剤・DS 剤 経口液 20%	原末・顆粒剤 経口ゼリー 20%	DS 剤なし・顆粒剤あり 経口液なし 経口ゼリーあり
クロピドグレル	錠剤 25 mg・75 mg	錠剤 25 mg・50 mg・75 mg	50 mg 製剤の追加

薬物	先発医薬品	後発医薬品	
イトラコナゾール	カプセル剤 50 mg （18.1 mm × 6.35 mm）	錠剤 （直径 8.5 mm）	
ゾルピデム	錠剤 5 mg	OD フィルム 5 mg 内用液 5 mg	

OD：口腔内崩壊、DS：ドライシロップ

（各医薬品の添付文書を基に作成）

齢者は、小さい錠剤をつまみにくいものです。例えば、**グリメピリド錠 0.5 mg** の先発医薬品は直径が 4.5 mm で小さい錠剤ですが、後発医薬品は直径が 7.0 mm です。このようなことから、調剤時には、処方された薬物について、高齢者がつまんで服用できるサイズのものを選ぶようにします。

ポリスチレンスルホン酸カルシウムの先発医薬品には散剤、ドライシロップ剤、経口液があり、後発医薬品には原末、顆粒剤、経口ゼリーがあります。このように剤形が豊富な医薬品については、患者が選んだ剤形のものを調剤することが可能です。

クロピドグレルの後発医薬品には 50 mg 錠があり、これは先発医薬品にはない規格です。出血傾向およびその素因のある患者の標準用量は 1 日 1 回 50 mg ですから、先発医薬品では 25 mg 錠を 2 錠服用することになりますが、後発医薬品ですと 50 mg 錠を 1 錠服用すればよく、服薬の負担を軽減することができます。

カプセル剤は水をはじく性質があるため、飲水量が少ないと、咽頭や食道に付着することがあり、高齢者には服用しづらい剤形の 1 つです。一方、錠剤は水（または白湯）とともに胃に収まりやすく、服用しやすい剤形です。例えば、**イトラコナゾール 50 mg** の先発医薬品はカプセル剤で、しかも長径が 18.1 mm もあり、大型です。一方、本剤の後発医薬品は錠剤で、直径が 8.5 mm と、小型化されています。また、**ゾルピデム**の後発医薬品には内用液、OD 錠、OD フィルムがあり、錠剤を飲み込めない患者に適しています。このように、カプセル剤や錠剤と同じ成分の別剤形があれば、患者が服用可能な剤形を選択することができます。

（2）徐放性製剤

徐放性製剤は、薬物が時間をかけて放出されて、効果が長時間持続しますので、服薬回数を減らすことができます。

ただし、徐放性製剤にスイッチングする場合は適応症に注意が必要です。例えば、ジクロフェナクナトリウムの徐放性製剤は関節リウマチ、変形性関節症等の慢性疾患の鎮痛・消炎には適応がありますが、急性上気道炎や抜歯後といった急性炎症に対する適応はありません。

（3）投与間隔が長い薬物

ビスホスホネート系薬には投与間隔が 1 週間～1 か月間の製剤があります。また、ジペプチジルペプチターゼ-4（dipeptidyl peptidase-4：DPP-4）阻害

薬には投与間隔が1週間の製剤があります。これらは毎日服用するわけではないため、患者の服薬負担を軽減することができます。

（4）配合剤

作用機序が異なる薬物の配合剤も上市されています。例えば、アンジオテンシン受容体拮抗薬（angiotensin receptor blocker：ARB）とチアジド系利尿薬の配合剤、ヒドロキシメチルグルタリル-CoA（hydroxymethyl-glutaryl-CoA：HMG-CoA）還元酵素阻害薬とコレステロール吸収阻害薬の配合剤があります。また、抗血小板薬アスピリンによる消化性潰瘍の予防のため、プロトンポンプ阻害薬を併用しますが、これら2剤の配合剤、気管支拡張作用があるβ刺激薬と副交感神経抑制作用がある抗コリン薬を配合した吸入薬もあります。

配合剤は用量が固定されており、細かな用量調節はできません。例えば、イルベサルタン（前者）・トリクロルメチアジド（後者）配合剤は、LD錠が前者100 mg、後者1 mg、HD錠は前者200 mg、後者1 mgに設定されています。状態が安定し、用量が固定された患者であれば、配合剤を用いることで服用（吸入）薬剤数を減らすことができます。

（5）内服薬と全身作用性貼付剤または持効性注射剤がある薬物

内服薬と同じ成分の全身作用性貼付剤または持効性注射剤は、多剤併用、嚥下障害、認知症などで内服が難しい患者に適しています（図6.2）。

ただし、内服薬と全身作用性貼付剤では適応症が異なる場合がありますから、注意が必要です。例えば、ドネペジルの内服薬はレビー小体型認知症の適応も有していますが、全身作用性貼付剤にはありません。

また、貼付剤は皮膚炎などの皮膚障害を起こしやすいので、貼付部位に保湿剤を塗布することや、貼付する場所を毎回変えることを患者やキーパーソンに指導しておく必要があります。

抗精神病薬とビスホスホネート系薬には持効性注射剤も上市されており、これらの投与間隔は2〜4週間程度です。統合失調症、双極症I型あるいは骨粗鬆症の患者で、毎日の服薬が難しい場合には、持効性注射剤にスイッチングすれば、飲み忘れることがなくなります。

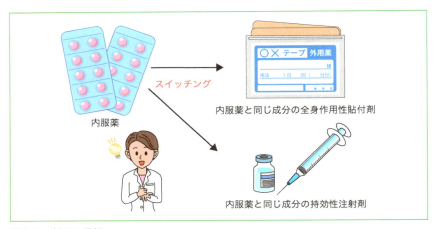

図6.2 剤形の選択

B. 説明の工夫

(1) 用法の説明

　食前薬は、食事の約30分前に服用することで、食事中〜食直後の薬物血中濃度を高くして、症状を抑え込むことを目的としています。一方、吸収が飲食物の影響を受けない薬物、胃障害を起こしやすい薬物は食後服用に設定されています。また、飲み忘れを防ぐ目的で、食後服用と指示される場合もあります。そして、吸収が飲食物の影響を受けるため、胃に内容物がない時間帯に服用する必要がある薬物は食間服用になっています（図6.3）。そこで、筆者は食前、食後、食間について説明する際には服用する時間を示すとともに、その時間は目安であることを伝えるようにしています。服薬タイミング

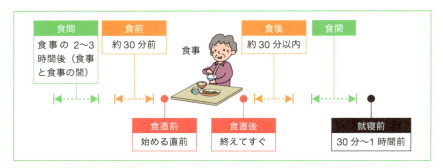

図6.3 服薬のタイミング

は数字（時間）で示すのがわかりやすいと思いますが、その時間を守れなかった場合は服用しない患者もいるので、時間は目安であることを強調するようにしています。

> ### スキルアップポイント　用法説明の工夫
>
> ・ビスホスホネート系薬は飲食物との相互作用を避けるとともに、薬物が胃壁に固着することによる粘膜障害を防ぐ必要がありますから、「起きてすぐにコップ1杯の水で服用して、その後30分間は横にならない（臥床しない）ようにしてください」と説明しています。
> ・α-グルコシダーゼ阻害薬のような、食物と共存した状態で効果を発揮する薬物は、服用のタイミングが食直前に設定されています。そこで、食直前に服用する薬物は「箸を持ったら飲む」ように伝えています。
> ・睡眠薬による転倒を防ぐため、就寝前に服用する薬については「布団に入る前に服用し、服用したら、なるべく早く布団に入るように」と説明しています。
> ・頓服薬は具合の悪いときに服用する薬ですが、前兆が現れたら服用してよいと伝えています。

（2）服薬時刻の設定

どの薬をいつ服用するのかわからなくなる場合には、食前薬は○時、食後薬は○時、就寝前薬は○時といったように、患者の生活サイクルに応じて服薬時刻を設定します。

点眼、点耳、点鼻、塗布、貼付する場合も、これらを行う時刻を設定することがあります。

（3）飲み忘れたときの対応の仕方

吸収が飲食物の影響を受ける薬物を飲み忘れたときは、次の服薬時刻に服用するように伝えています。

吸収が飲食物の影響を受けない薬物を飲み忘れたときは、次の服薬時刻まで4〜5時間ある場合は思い出したときにすぐ服用し、そこまでの時間がない場合は1回スキップするように説明しています。

次の服薬時刻に服用する場合も、思い出したときに服用する場合も、2回分を服用しないように伝えます（図6.4）。2回分を服用すると、副作用が増強されるからです。

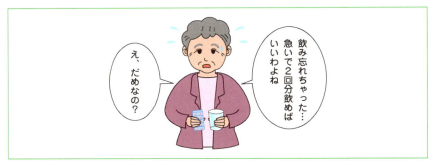

図6.4 飲み忘れたら……

（4）服薬完結のすすめ

症状が消失しても、自己判断で休薬すると、再発することがあると伝えて、処方分は飲み切るように説明しています。

（5）副作用の伝え方：自覚可能な初期症状と対処方法

重大な、または発現頻度の高い副作用については、患者が自覚可能な初期症状を説明して、医師・薬剤師に連絡するように伝えています。例えば、HMG-CoA還元酵素阻害薬の重大な副作用である横紋筋融解症は「日増しに倦怠感や筋肉痛が強まり、尿が赤褐色になるようでしたら、服薬を止めて受診してください」と説明しています。

（6）家族・介護者に服薬支援を依頼

認知機能や視力の低下がみられる患者、手指が不自由な患者では、家族・介護者に服薬支援をお願いすることがあります。この場合、服薬時刻は家族・介護者が支援できる時間帯に設定します。そして、用法用量、薬物ごとに服薬の必要性および副作用の初期症状と対処の仕方を伝えるようにしています。

C. 服薬の工夫

高齢者が服薬困難になるおもな原因は、身体的な障害（嚥下困難、手指の不自由さ、認知機能の低下）、服薬に対する不安、剤形や複雑な用法と考えられています（表6.5)[6]。

（1）嚥下困難

同効のOD製剤、液剤、ゼリー剤、全身作用性貼付剤、持効性注射剤があ

6.3　高齢者への服薬指導の工夫

表 6.5　高齢者の服薬困難の原因と服薬援助の工夫 [6]

原因		服薬援助の工夫
身体的理由	嚥下困難	・服用（使用）可能な剤形に変更 ・錠剤を粉砕 ・脱カプセル ・粉状にした薬にとろみ剤を添加 ・（経管投与の場合）簡易懸濁
	手指が不自由	・自助具の使用
	認知機能低下	・服薬カレンダー、服薬ノートの利用 ・家族、介護者の服薬支援
服薬への不安	副作用が心配 効果を実感できない　など	・患者の理解を促す服薬指導
剤形・用法	飲みづらさ	・小型化した製剤に変更 ・服薬用ゼリーを添加 ・オブラートに包む
	複雑な用法	・一包化調剤 ・徐放性製剤等に変更して用法を単純化

（内田享弘：調剤と情報 23，140-145，2017 を一部改変）

Part II　患者ライフステージ・シチュエーション別　服薬指導

る場合には、服用（使用）できる剤形に変更します。

　錠剤を粉砕して、粉状にすると、服用できる場合があります。ただし、徐放錠、フィルムコーティング錠、腸溶錠、有核錠、舌下錠は粉砕できません。

　カプセル剤は、脱カプセルして、内容物だけなら服用できることがあります。ただし、徐放性または腸溶性のカプセル剤、内容物が油状の軟カプセル剤は脱カプセルできません。

　粉砕や脱カプセルして粉状にした薬にとろみ剤を添加すると、服用できる場合があります。

　経鼻胃または胃瘻・腸瘻に経管栄養チューブが設置されている場合には、薬を簡易懸濁して投与します。簡易懸濁法とは、錠剤やカプセル剤を約 55 ℃の温湯に浸して崩壊・懸濁したものを経管投与するやり方です [7]。一般的に OD 製剤は簡易懸濁に適していますが、徐放性製剤は不適です。このように、簡易懸濁できる製剤とできない製剤がありますから、成書 [8] で確認した後に実施するようにしましょう。

105

（2）手指が不自由

PTP（press through pack）シートから錠剤やカプセル剤を取り出せない場合には、錠剤用自助具[9]を使うと、無理なく取り出せるようになることが多いです。現在、数種類の錠剤用自助具が市販されており、価格は高くありません。

薬剤を一包化した場合に、分包紙を指やハサミで開封できない患者もいます。このような場合には、市販のレターオープナーを使うと開封できるようになります[9]。

（3）認知機能低下

服薬カレンダーなどを用いて、曜日ごと、服薬タイミングごとに薬剤をセットすると、飲み忘れや飲み間違いを防ぐことができます。また、服薬管理ノート（図6.5）を作成して、服薬の都度、所定の欄にチェックや印を付けるようにしているケースもあります。なお、これらの方法を用いるにしても、患者が薬を自己管理できない状態であれば、家族や介護者の服薬支援が不可欠です。

（4）服薬への不安

副作用を過度に心配する患者がいますが、副作用は必ず起こるわけではなく、むしろ起こらない患者のほうが多いことを伝えるようにします。そして、自覚可能な初期症状と対処の仕方を説明するようにします。例えば、前述した横紋筋融解症の初期症状は自覚可能ですから、そのような症状が「日増しに強まる場合は受診するようにしてください」と説明します。

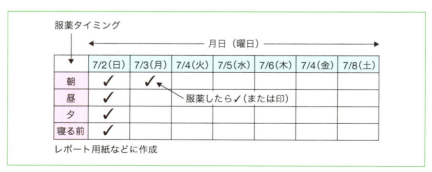

図6.5　服薬ノートの例

スキルアップポイント　生活習慣病治療薬の服用実感

　生活習慣病の治療薬は効果を実感できないものが多く、長期にわたって服薬することに不安を抱く患者もいます。この場合には、服薬しないことで起こりうる事態を説明するようにします。例えば、高コレステロール血症は自覚症状がありませんから、検査値を確認しない限り、HMG-CoA還元酵素阻害薬の治療効果を実感することができません。そこで、高コレステロール血症を放置すると、大血管障害（心筋梗塞、脳梗塞）の原因になることを伝えて、そのようなイベントが起こっていないことが、薬が効いている証拠と説明します。
　このように、不安を取り除き、患者の理解を促す服薬指導をします。

(5) 飲みづらさ

　製剤が大きくて服用できない場合は、小型化した製剤に変更します。
　味やにおいが原因で服用できない場合は、薬に服薬用のゼリーを添加するか、オブラートに包むと、服用できるようになります。

スキルアップポイント　カプセル剤の服用方法（クチュクチュ・ゴクン）

　筆者は「カプセル剤と水を口に含んで、3〜4回クチュクチュと口内を動かって、カプセルを水に馴染ませたあとにゴクンと飲み下すように」と説明しています（図）。このやり方でカプセル剤を「飲めた」と言ってくださる患者は多いです。

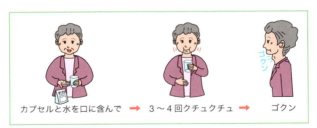

図　カプセル剤の服用方法

6.4 患者からのよくある質問とその答え方

Q1 食前の薬を飲み忘れたら、食後に飲んでもよいか？

A1 【答え方の例】胃や十二指腸の患部に接触して効果を発揮する薬、食後服用では吸収が悪くなる薬、飲食物や他剤により吸収が阻害される薬は、飲み忘れたらスキップしていただいて構いません。一方、多少効果は落ちますが、食後に服用しても差し支えない薬もありますから、新たに薬が処方されたら、飲み忘れたときの対応を薬剤師に聞いておきましょう。

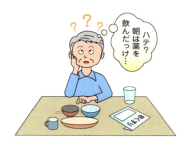

【解説】

表6.6 に示しますように、上部消化管に接触して止血および自覚症状を改善する薬物（アルギン酸ナトリウムなど）は、食後服用では患部への接触が不十分になります。イトラコナゾール内用液、エンテカビル、D-ペニシラミンおよびリファンピシン等は食後に服用すると、空腹時服用に比べて吸収率が下がります。食物中の金属イオンや他剤と同時に服用すると、吸収が妨げられる薬（テトラサイクリン系薬、ビスホスホネート系薬など）もあります。これらは食後に服用すると、期待される効果が得られません。

一方、食物中のリン酸イオンと結合して糞中排泄を促進するセベラマー塩酸塩やビキサロマーは食直前投与になっていますが、同効薬の炭酸ランタンや沈降炭酸カルシウムは食直後投与です。また、α-グルコシダーゼ阻害薬は食物中の糖質の消化・吸収を遅延させることで、食後の高血糖を抑制します。このような食物と共存することで効果を発揮する薬は、食直後であれば、服用したほうがよいと考えられます（表6.7）。

速効型インスリン分泌促進薬は、食後服用では効果が落ちますが、服用し

6.4 患者からのよくある質問とその答え方

表6.6 空腹時に服用する薬物の例

一般名または分類名	服薬タイミング	空腹時服用の理由
アルギン酸ナトリウム	空腹時	上部消化管に付着して止血および自覚症状を改善するので、食後服用では患部に十分に接触できなくなるため
イトラコナゾール内用液	空腹時	食後服用では吸収率が低下するため
エンテカビル	空腹時 （食後2時間以降かつ次の食事2時間以上前）	
D-ペニシラミン	食前空腹時	
リファンピシン	朝食前空腹時	食前投与のほうが食後投与より血中濃度が高い
ビスホスホネート系薬	起床時	水以外の飲料（ミネラルウオーターを含む）、食物、他剤と同時に服用すると、吸収が妨げられるため

（各医薬品の添付文書またはインタビューフォームを基に作成）

表6.7 食直前に服用する薬物の例

一般名または分類名	食直前服用の理由
セベラマー塩酸塩	食物中のリン酸イオンと結合し、糞中排泄させるため
ビキサロマー	
α-グルコシダーゼ阻害薬	α-グルコシダーゼを阻害して、糖質の消化・吸収を遅延させるため
速効型インスリン分泌促進薬	食後投与では速やかな吸収が得られず、効果が減弱するため 食前30分投与では、食事開始前に低血糖を来たすおそれがあるため

（各医薬品の添付文書またはインタビューフォームを基に作成）

ないよりは、食後の高血糖を緩和することができます。ただし、低血糖の初期症状を伝えて、注意喚起しておく必要があります。

以前もらって余っている薬があるが、使っても大丈夫か？

A2 【答え方の例】薬には使用期限があります。また、保存状態によっては期限内であっても使用できない場合があります。このため、余っている薬を病院または薬局に持参して、使えるかどうかを薬剤師にチェックしてもらってください。

【解説】

ほとんどの医薬品の使用期限は未開封の状態で製造後3年間です。一方、高温多湿な環境で保存すると、薬の劣化や失活が早まります。吸湿や変色した薬、冷所保存なのに室温で放置されていた薬は劣化や失活している可能性が高く、使えません。

 症状が同じなら、自分に処方された薬を家族や友人に飲ませてよいか？

A3 【答え方の例】医師は患者の体質、副作用歴、アレルギー歴などを踏まえて処方します。このため、処方された薬はその患者だけのものですから、家族や友人に飲ませてはいけません。

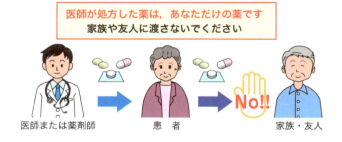

【解説】

医師は患者の体質、病歴、薬歴、副作用歴、アレルギー歴などを考慮して処方していますから、処方された薬はその患者だけのものです。家族や友人の症状が患者と同じにみえても、厳密に同じかどうかは診察しない限りわかりません。また、体質、病歴、薬歴、副作用歴、アレルギー歴などは本人と家族・友人では異なることが多いです。このため、自分に処方された薬を家族や友人に渡さないように指導しましょう。

Q4 生活習慣病の薬はずっと飲み続けなければならないのか？

A4【答え方の例】高血圧や糖尿病といった生活習慣病の治療薬は、健常人と変わらない quality of life（QOL）を維持するためのものですから、飲み続けるケースが多いです。ただし、病状に応じて、薬は変わりますから、同じ薬を一生飲み続けるわけではありません。また、生活習慣が改善され、運動療法や食事療法が奏功して、薬を飲まなくてよくなることもあります。ぜひ、生活習慣の改善、運動療法と食事療法に積極的に取り組んでみてください。

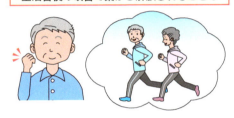

生活習慣の改善で薬から解放されることも

【解説】

例えば、降圧薬にはカルシウム拮抗薬、ACE阻害薬、ARB、α遮断薬、β遮断薬、利尿薬などがあり、これらの中から病状に応じて薬が選択されます。そして、病状は変化しますし、忍容性や併用薬との相互作用から薬を変更せざるを得ない場合もあります。QOLを維持するために、生活習慣病の治療薬は長期にわたって服用するケースが多いですが、同じ薬を飲み続けるわけではありません。また、生活習慣が改善されれば服薬しなくてよくなるケースがあることは強調して説明するようにしましょう。

参考引用文献

1) 葛谷雅文：老年医学における Sarcopenia&Frailty の重要性．日老医誌 46：279-285，2009
2) Satake S, and Arai H. The revised Japanese version of the Cardiovascular Health Study criteria (revised J-CHS criteria). Geriatr Gerontol Int 20.10, 992-993, 2020
3) 星哲哉：高齢者診療の立場から．治療 96：1717-1720，2014
4) 秋下雅弘：第1章 ポリファーマシーを考える上での基礎知識 1 ポリファーマシーの実態と問題点．高齢者のポリファーマシー，多剤併用を整理する「知恵」と「コツ」（秋下雅弘編著），pp2-8，南山堂，2016

第 6 章　高齢者

5）日本老年医学会，日本医療研究開発機構研究費・高齢者の薬物治療の安全性に関する研究研究班編：高齢者の安全な薬物療法ガイドライン 2015，Ⅲ高齢者の処方適正化スクリーニングツール，pp 26-33，メジカルビュー社，2015

6）内田享弘：高齢者の服薬アドヒアランス向上に最も適しているのは口腔内崩壊錠か？　調剤と情報 23：140-145，2017

7）倉田なおみ，石田志朗編著，日本服薬支援研究会執筆：簡易懸濁法マニュアル第 2 版，簡易懸濁法での投与手順，pp 52-62，じほう，2021

8）藤島一郎監修，倉田なおみ編：内服薬 経管投与ハンドブック第 4 版，簡易懸濁法可能医薬品一覧表，pp 87-1306，じほう，2020

9）金井秀樹：Ⅰ運動障害のある患者 Ⅰ-2 運動障害への服薬支援・対応策 PTP シートから薬を取り出せない場合や，一包化シートが開けられない場合の対応は？　薬局・在宅医療での悩みを解決！服薬支援とアドヒアランス Q&A―障害をもつ患者の薬物療法向上のために―（倉田なおみ，金井秀樹，馬場寛子編著），pp 24-26，じほう，2011

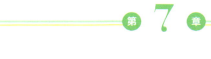

第 7 章

在宅・施設

丸岡弘治

はじめに

近年、日本の医療システムは大きな転換期を迎えています。超高齢社会の進展に伴い、在宅医療や施設での療養の重要性が増しています。この変化は、薬剤師の役割にも大きな影響を与えており、病院や薬局内だけでなく、患者さんの生活の場での服薬指導が求められるようになってきました。在宅医療や施設での薬学的管理は、患者の生活環境や日常生活動作（ADL）を考慮しながら行う必要があります。また、多職種との連携がより重要になり、チーム医療の一員としての薬剤師の役割が拡大しています。

本章では、在宅と施設における服薬指導を行ううえで理解を深めておくべき、環境の特徴や知識を解説します。

7.1 在宅患者への服薬指導・薬剤管理指導

A. 在宅患者訪問薬剤管理指導 / 居宅療養管理指導の概要

薬局の薬剤師が在宅患者へ訪問して服薬指導や薬剤管理指導を行う場合、大きく分けて**「在宅患者訪問薬剤管理指導」**（医療保険）、**「居宅療養管理指導」**（介護保険）の2つがあります（表7.1）。これらは中身に差異はなく、**医療保険対象か介護保険対象であるかによって決まる**もので、患者本人が選択できるものではありません。介護認定がない場合は在宅患者訪問薬剤管理指導対象者であり、介護認定がある場合は居宅療養管理指導対象者となります。なお、介護認定者の場合は介護保険優先となります。また点数と訪問回数については、薬剤師が病院または診療所に所属の場合と薬局所属の場合とで異なり、前者のほうがやや点数高く設定されています。

第 7 章　在宅・施設

表 7.1　在宅患者訪問薬剤管理指導と居宅療養管理指導の比較（薬局薬剤師の場合）

		医療保険	介護保険
対象者		介護認定なし	介護認定あり
算定する指導料		在宅患者訪問 薬剤管理指導料	居宅療養管理指導費
点数	単一の建物の居住者 1 人に対して行う場合	650 点	518 単位
	単一の建物の居住者 2 〜 9 人に対して行う場合	320 点	379 単位
	単一の建物の居住者 10 人以上に対して行う場合	290 点	342 単位
麻薬投与中の患者		100 点加算	100 単位加算
訪問範囲		薬局から 半径 16 km 以内	制限なし
報告書の送付義務		医師	医師 ケアマネジャー
契約書の必要性		不要	必要
訪問回数		月 4 回（末期の悪性腫瘍の患者および中心静脈栄養法の対象患者については、週 2 回かつ月 8 回）	

B.　薬剤師の役割・業務

　薬剤師の役割は「服薬指導や薬剤管理指導」ですが、具体的に現場ではどのような業務を行っているかを、実際の調査結果をもとに紹介します。2023 年実施の調査[1] では、薬剤師が在宅患者のところに出向いた際にどのような情報収集をするか、またはどのような業務を行うかの問いに対して、以下のとおりに回答しています。

（1）薬剤業務で行っていること

　残薬確認（97.2％）と服薬アドヒアランスの評価（84.5％）、生活状況の聞き取り（食事と睡眠と排泄など）（95.6％）、服薬指導（86.5％）、薬物療法の評価（80.2％）と薬物有害事象の評価（副作用）（85.4％）や相互作用の評価（62.5％）、服用薬のセットに関する情報（79.0％）や処方見直し（調剤方法変更を含む）の提案内容（60.5％）などは、6 割以上の薬剤師が実施してい

7.1 在宅患者への服薬指導・薬剤管理指導

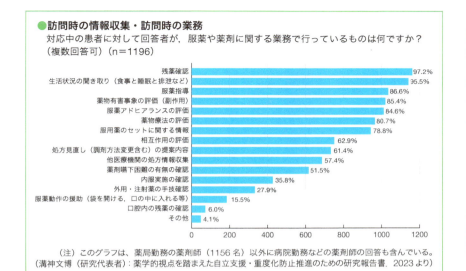

図 7.1　訪問時の情報収集・訪問時の業務 [1]

ました。その一方で、他医療機関の処方情報収集（57.6％）や嚥下困難有無の確認（51.2％）は半数程度、内服実施の確認（36.0％）、外用・注射薬の手技確認（27.7％）は4割以下の実施であり、服薬動作の援助（15.6％）、口腔内の残薬の確認（6.0％）などは2割以下の実施でした（図7.1）[1]。

(2) 他職種と共有している情報

他職種と共有している情報は、業務で行っている内容と同じ傾向がみられ、残薬確認（88.9％）や生活状況の聞き取り（86.6％）が最も多くありました。一方で、服薬指導や相互作用の評価は業務としての実施率はそれぞれ86.5％、62.5％と高くなりましたが、他職種との共有率はそれぞれ64.0％、44.7％と低い傾向にありました（図7.2）[1]。

(3) 他職種からの情報で、訪問薬剤管理指導に役立った情報

他職種からの情報で、役立っているものは、病名（77.1％）、検査値（68.6％）など薬物治療の評価に必要な情報や、服薬状況（68.5％）や認知機能（68.1％）など指示どおりに飲めているかどうかの情報でした。また、処方薬の経緯（66.1％）や副作用歴（54.5％）やアレルギー歴（46.6％）など薬に関する情報も他職種から提供されていました。その一方で、看護状況（50.2％）や患者に関する社会的情報など（46.8％）、栄養評価（36.8％）や

第7章 在宅・施設

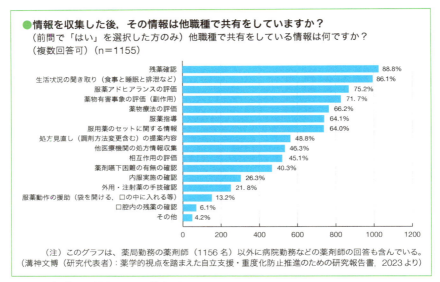

図 7.2　他職種と共有している情報[1]

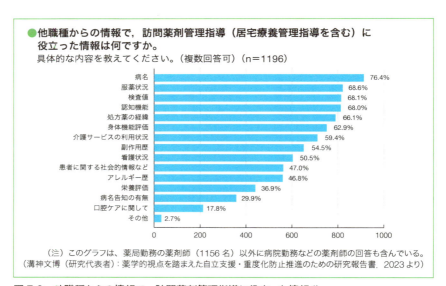

図 7.3　他職種からの情報で、訪問薬剤管理指導に役立った情報[1]

病名告知（29.8％）、口腔ケア（17.9％）など患者の生活状況に関する情報は、役に立つ情報として優先度が低い結果でした（図7.3）[1]。

このように「在宅患者訪問薬剤管理指導と居宅療養管理指導」は薬局や病

院では普段意識できにくい生活状況であったり、質問するなどして踏み込まないと情報が出てこない服薬セットの情報であったりします。そのため、受け身の姿勢ではなく、薬剤師自ら情報を取りに行く姿勢が大切となります。

7.2　介護老人保健施設での薬剤師の役割

A. 介護老人保健施設（老健施設）の概要

（1）介護施設の形態

　介護施設にはさまざまな形態があり、よく比較されるのは**介護老人保健施設（老健施設）**と**特別養護老人ホーム（特養）**です。特養が終身利用可能である一方、老健施設は在宅復帰を目指す施設で、3か月ごとに継続判定会があるという点が、大きな違いです（表7.2）。

（2）介護老人保健施設（老健施設）の概要

　老健施設は、2000年の介護保険制度に施行される以前からの1988年に設置された施設で、病気が安定していて入院の必要がないが、リハビリや看護、介護が必要な方を対象にしています。施設サービス計画に沿って、看護と医学的管理のもとで、介護、機能訓練、その他必要な医療サービス、日常生活のサポートを提供する施設です。老健施設には大きく2つの役割があり、1つは患者が病院を出た後に、自宅やほかのタイプの介護施設へつなぐための「**中間施設**」という役割、もう1つは、リハビリテーションや介護サービスを行うための日帰りのデイサービス、介護するご家族のレスパイト目的で使

表7.2　老健施設と特養の比較

	介護老人保健施設（老健施設）	特別養護老人ホーム（特養）
医師配置※	1人以上（常勤）	1人以上（非常勤可）
薬剤師配置※	0.3人	なし
機能訓練指導員配置※	なし	1人以上
基本的な特徴	・在宅復帰を目指す中間施設 ・3か月毎に継続判定会議がある ・要介護1以上を対象	・要介護高齢者の生活施設 ・終身利用可能 ・原則要介護3以上を対象

※入所者100人当たり配置人数

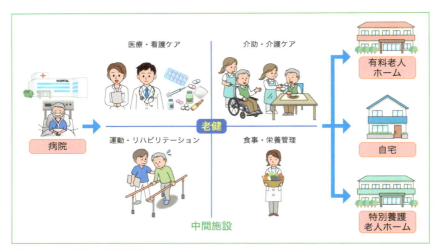

図 7.4　老健施設の位置づけ

用可能なショートステイなどのサービスを提供する施設という役割です（図7.4）。

　老健施設のその他の特徴として、**医師が常勤配置**となっており、薬剤師、看護師、介護士、理学療法士、作業療法士、言語聴覚士、支援相談員、管理栄養士等の多職種が配置されている点が挙げられます（表7.3）[2]。薬剤師の配置基準は、入所者300人に対して1人とかなり低く、すべての老健施設に薬剤師が配置されているわけではありません。現状では全国で常勤薬剤師がいるのは10.6%程度にとどまっています[3]。しかし「薬があるところに薬剤師あり」とよく言われるように、老健施設は、誤薬防止、ポリファーマシー対策、薬剤の適正使用等、さまざまな側面で薬剤師の専門性が活かせる場所です。本節では、老健施設の環境を踏まえて薬剤師がどのような役割を担えるかについて概説します。

B. 老健施設という環境を踏まえた薬剤師の役割

（1）人員配置について

　老健施設は、病院とは異なり、薬剤師だけでなく、医療スタッフの配置基準も低く、人員がかなり少ない環境です。例えば処方変更の介入の際に、緊急性があり「今すぐ」介入するべきかどうかの判断にも医療スタッフの少な

7.2 介護老人保健施設での薬剤師の役割

表 7.3 老健施設の職種別配置基準 [2]

職種	配置基準	定員 100 人あたりの配置数
医師	常勤 1 人以上（100 対 1 以上）	1 人以上
薬剤師	実情に応じた適当数（300 対 1 を標準とする）	0.3 人
看護師	入所者 3 人に対して、看護師もしくは介護職員が 1 人以上看護 5 師・介護職員の総数の 7 分の 2 程度	9 人
介護士	入所者 3 人に対し、看護師または介護職員が 1 人の割合。看護師・介護職員の総数の 7 分の 5 程度	25 人
理学療法士作業療法士言語聴覚士	いずれかの 1 人以上	1 人以上
支援相談員	1 人以上（100 対 1 以上）	1 人以上
栄養士管理栄養士	定員 100 人以上の場合、1 人以上（栄養マネジメント加算：50 人で管理栄養士 1 人）	1 人以上（2 人）

（介護老人保健施設の人員、施設及び設備並びに運営に関する基準について（老企第 44 号）に基づいて作成）

さは影響します。さらに老健施設の管理医師が必ずしも高齢者医療を得意とする専門医とは限りません。過去の調査では専門が老年科の医師はわずか 4 ％であったと報告されています [4]。これはさまざまな分野の薬剤を熟知している薬剤師の出番が多く求められることにつながり、管理医師のサポートの役割が大きい環境だということです。

またある看護職の離職率の調査では、病院では 10.8 ％に対して、高齢者施設では 16.4 ％と 1.5 倍も高く、新卒での比較では病院 7.5 ％に対して、高齢者施設では 38.3 ％と 5.1 倍も高かったと報告されています [5]。このような傾向は老健施設での安定した医療とケアに大きな影響を及ぼすことが考えられます。例えば新人の看護師が施設のシステムに慣れ、入所者の過去の医療記録や薬剤情報の入力や確認を手早くできるようになるまでに時間がかかり、それがケアの質の低下につながる可能性があります。そうした場面において、薬剤師が薬剤情報の一元管理と適切な情報共有により、医療とケアの維持向上に寄与していくことが考えられます。

（2）「薬剤のコスト」 〜医療保険は原則使えない

　老健施設で、もう1つ重要なこととして「薬剤のコスト」があります。老健施設では、原則医療保険を使うことができず、介護保険で賄うことになります。入所者の医療ケアに関わる費用が施設負担となり、高価な薬剤を使用することが難しくなり、さまざまな制限がかかります。過去の調査では入所者1人の1日平均薬剤費用は約207〜327円程度であったと報告されており、かなり低いことがわかります[6]。施設側の薬剤使用は抑制的になり、不要な薬剤を減らしていく面もあると同時に、過少医療になる問題もありえます。薬剤師は薬剤の選択や切り替えの検討など、薬剤のベストな選択肢を管理医師に提案していく一方、Underuse（過少処方）が生じないように注視する役割も担う必要があります。また、検査費用も同様に医療保険が適用されるのは一部のみです。血液検査や生化学検査のような検体検査であっても、医療保険適用外となり施設負担となるため、自由に行えない可能性があることを理解しておくことが大切です。

> **コラム　老健施設で薬学的視点をもつ者は原則薬剤師しかいない**
>
> 　老健施設において、薬学的な視点が持てるスタッフは、原則的に薬剤師しかいません。その施設にいる薬剤師が責任をもって、薬に対する「考え」、「取り扱い」、「評価」を行わなければ、誰もやってはくれません。それは処方薬だけに限らず、他の処置薬や消毒液なども同様に言える部分です。

C. 老健施設内での薬剤師の役割活動

　入所者への介入は入所時からではなく、入所前から始まっています。薬と入所者のストーリーを把握しながら評価していくことが重要です。また処方見直しも入所時だけでなく、入所中を通して、定期的な評価を加えながら介入していくべきです（図7.5）[7]。

（1）入所前

　老健施設に入居してくる方の薬学的な介入は入所前から始まります。入所することが可能かどうかを判断する「判定会議」のときに提示されるさまざまな医学データ（処方内容・検査データ・疾患）から、自施設で対応かどうかを検討します。**処方経緯**や症状の確認や、その処方のエンドポイント情報

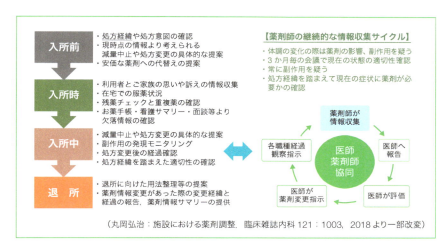

図 7.5　老健薬剤師の役割活動（施設内）[7]

を確認します。この際には支援相談員と連携をとり、可能な限り正確な情報を入手します。もし処方薬が自施設に採用されていない場合は，他の薬剤変更の提案を行ったりします。入所前の確認により、入所当日の段階で薬剤のプランニングを立てることができるので、スムーズな対応につながる重要な介入場面です。

(2) 入所時（入所当日）

入所当日は、可能な限り本人やキーパーソンとなる家族等と面談を行うことが望まれます。意向や嗜好の把握が重要であり、それらを無視して単に「症状がないから」のみで薬剤を中止すると、本人の精神的な不安定など、思わぬトラブルにつながる可能性があるためです。また在宅での服薬状況を伺い、在宅復帰していく場合はどのような形なら家族の最小限の負担で薬剤管理ができるかも確認していく必要があります。入所当日時点での薬剤情報提供書だけでなく、お薬手帳や看護サマリー・診療情報提供書からも情報収集を行い、欠落した医療情報がないか確認します。

(3) 入所中

入所時点では「適切」であっても時間の経過とともに変化することがあり、一度評価した処方を再度見直していく必要があります。例えば鎮痛剤は入所時点では痛みが残っていて鎮痛剤が必要なケースでも、その後は症状が緩和して不要になるケースがよくみられます。そのほかに老健施設入所に伴い、

栄養管理や運動が適切に行われるようになるため、栄養面と運動面のデータが改善していき、一部の生活習慣病に関わる治療薬が不要になることも考えられます[8]。薬剤師はその際に介入を行い、減量中止や処方変更の具体的な提案をしながら、処方変更後の経過確認、処方経緯を踏まえたその時点における適切性の確認を行うべきです。認識しておくべきポイントとしては「情報は勝手に集まっては来ない」ということです。薬剤師が自ら動いて情報収集することからサイクルがスタートして、医師への報告、評価、多職種連携とつながるのです。薬剤師主導の減薬取り組みがいくつか報告されており[9~11]、積極的な介入が成果につながることがわかります。

（4）退所時（退所前の準備）

●薬剤の用法整理などの提案や自己管理評価や服薬支援の方法の検討：どの退所先になるかによって、介入の度合いは変わります。例えば在宅復帰する入所者の場合は、退所に向けての薬剤の用法整理などの提案や自己管理評価や服薬支援の方法の検討をしていきます。薬の自己管理ができないケースでは、その入所者で利用可能なデイサービスや周りの訪問可能なご家族等の資源を活用しながらサポートしていくことになります。

●薬剤変更に伴う薬剤情報提供書：入所者の退所に向けて在宅であれ、施設であれ、薬剤が追加あるいは中止となって変更となった場合は、その経緯と変更後の評価も添えておくことが継続的な治療に重要となります。書式の例を図7.6に示します。薬剤師と医師の連名にすることで確実に退所先の医師に届くことを目指し、その情報自体が薬局・病院・他の介護施設でも活かされやすいようにまとめます。特に処方経緯については薬剤師をつなげないと伝わっていかないことが多いため、意識して介入すべきです。

（5）在宅復帰に向けての服薬支援について

　老健施設に入所している場合は原則、薬の管理は看護師などの職員による施設管理となるため、本人が薬を管理する必要がありません。しかし、在宅復帰を目指す場合は、情報入力評価（聴力、視力）、動作能力評価（手先の器用さ等）、認知能力（認知レベル、日付の理解等）や性格（勤勉性等）の評価を多職種で行い、できない部分がある場合はどのようにしたら可能となるか、支援方法を検討していくことになります。

7.2　介護老人保健施設での薬剤師の役割

薬剤変更に伴う情報提供書［かかりつけ医宛て］

███████　糖尿病・代謝・内分泌内科　　　　　令和5年 9月 1日

███████　先生　**御机下**

介護老人保健施設 横浜あおばの里

〒225-0025　横浜市青葉区鉄町 1375
TEL:045-978-5310/FAX:045-978-5309

医師：███████
薬剤師：███████

平素より大変お世話になっております。当施設に入所されておりました、███████様の
入所中の定時処方薬の変更内容についての経緯をご報告申し上げます。
入所時持参薬と退所時の定時処方薬は下記の通りとなっております。

＜当施設入所時の持参薬＞

① ボグリボース OD 0.3mg　3 錠 毎食直前
② ミチグリニド Ca・OD 錠 10mg 3 錠 毎食直前
③ カルボシステイン錠 250mg 6 錠 毎食後
④ トラゼンタ錠 5 mg　　　　1 錠/朝食後
⑤ パリエット錠 10mg　　　　1 錠/朝食後
⑥ ブラバスタチンナトリウム錠 10mg　0.5 錠/朝食後
⑦ ドネペジル塩酸塩 OD 錠 5mg 1 錠/朝食後
⑧ ドンペリドン錠 10 mg　　　1 錠/朝食直前
⑨ セレコキシブ錠 100 mg　　2 錠/朝夕食後
⑩ レバミピド錠 100 mg　　　2 錠/朝夕食後
⑪ トレシーバ 注フレックスタッチ　14 単位/朝食前

＜当施設退所時の定時薬＞

① ~~ボグリボース OD 錠 0.3mg 3 錠 毎食直前~~(中止)
② ~~ミチグリニド Ca・OD 錠 10mg 3 錠 毎食直前~~(中止)
③ アンブロキソール塩酸塩 OD 錠 45 mg　1 錠/毎食後
④ エクア錠 50 mg　　　　　　1 錠/朝食後
⑤ オメプラゾール錠 10 mg　　1 錠/朝食後
⑥ アトルバスタチン錠 5 mg　　1 錠/朝食後
⑦ ドネペジル塩酸塩 OD 錠 5mg 1 錠/朝食後
⑧ ~~ドンペリドン錠 10 mg　　　1 錠/朝食直前~~(中止)
⑨ ~~アセトアミノフェン錠 200 mg　4 錠/朝夕食後~~(中止)
⑩ ~~レバミピド錠 100 mg　　　2 錠/朝夕食後~~(中止)
⑪ トレシーバ 注フレックスタッチ　12 単位/朝食前(減量)
⑫ アルファカルシドールカプセル 0.5 μg　1 錠/朝食後(追加)
⑬ クエン酸第一 Na 錠 50 mg 1 錠/朝食後(追加)

1.　【薬剤変更について（追加経緯や変更理由等）】

糖尿病治療薬①②⑪ボグリボースとミチグリニド及びトレシーバ注の用量はデータを見ながら調整しました。最終データ
HbA1C:6.8%、FBS:108mg/dL（8/4）でした。███████外科病院・整形外科より⑫アルファカルシドール追加
となりました。また 8/4 採血にて Hb:9.2 mg/dL、フェリチン<5ng/mL と低値だったため⑬クエン酸第一鉄 Na
を追加しております。ご退所が近いこともあり、その後の評価はできておりません。消化器症状改善の⑧ドンペリドン、
胸椎多発骨折に伴う痛みの緩和目的の⑨アセトアミノフェンは中止しましたが、特に問題無く経過しています。

2.　【その他の現処方の処方意図について】

③アンブロキソール：詳細不明
⑤オメプラゾール：胃酸の逆流症状。
⑥アトルバスタチン：糖尿病合併症。
⑦ドネペジル塩酸塩：認知症の進行予防。

図 7.6　薬剤変更に伴う情報提供書の例（表）

> 継続的評価のお願いと薬剤評価に関連した生活情報
>
> 【食事に関する情報共有（薬剤関連）】
> ・食事摂取は良好で、ムラもなく経過しています。
>
> 【睡眠に関する情報共有（薬剤関連）】
> ・他利用者の音などで夜間起きることがあるが、概ね問題無く経過しています。
>
> 【運動に関する情報共有（薬剤関連）】
> ・アセトアミノフェン中止後も特に痛みの再燃なく経過しております。
>
> 【排泄に関する情報共有（薬剤関連）】
> ・2～3日で排便がない場合にピコスルファートNa内用液10滴で対応しています。
>
> 【その他に共有すべき情報】
> ・内服は一包化したものを看護師管理。
> ・アレルギー食事（-）、薬（-）。薬剤副作用（＋フロモックスでめまい）
>
> 引き続き御高診のほどよろしくお願い申し上げます。
> ご不明な点等がございましたらお手数ですが
> 下記の担当薬剤師までお知らせ下さいませ。
> 担当薬剤師： （TEL: ）
>
>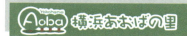

図7.6　薬剤変更に伴う情報提供書の例（裏）

7.3　支援・要介護患者の服薬支援や指導の工夫

　高齢者の服薬支援を考える場合は、「本人への支援」または「家族への支援」のいずれか、あるいは両方の支援のケースもあると考えられます。患者本人が服薬自己管理する場合は、アドヒアランスの評価が重要となります。

7.3 支援・要介護患者の服薬支援や指導の工夫

これは要支援でも要介護であっても同じ目線であり、患者の評価から始まって、医療側や介護側からの支援方法の検討につなげていきます。

A. 服薬アドヒアランス

服薬アドヒアランスが低下する要因は、服薬管理能力の低下、多剤服用、処方の複雑さ、嚥下機能障害など多岐にわたります（表7.4）[12]。服薬管理能力の評価・把握は、適切な支援をしていくためにも必要です。また処方そのものに工夫を加え、服薬支援していく方法もあります（表7.5）[12]。特に処方の複雑さがアドヒアランスに直結することが多くみられます。1日当たりの服用回数が多いほど服薬アドヒアランスが有意に低下することが報告されており（図7.7）[13]、特に妨げる因子がなければ可能な限り、服用回数を少なくしてシンプル化することが望ましいと考えられます。また自己管理で服薬を行っている場合のみならず、家族が服薬管理をしている場合でも「与薬負担軽減」の意味としても、シンプル化するほうが望ましいでしょう。本人管理では難しいケースでは、家族またはデイサービスなどの外部支援により服薬を維持していくことも可能ですが、まずは本人の能力評価と工夫を考える流れとなります。

表7.4 服薬アドヒアランス低下の要因 [12]

●服用管理能力低下
1. 認知機能の低下
2. 難聴
3. 視力低下
4. 手指の機能障害
5. 日常生活動作（ADL）の低下
●多剤服用
●処方の複雑さ
●嚥下機能障害
●うつ状態
●主観的健康感が悪いこと
（薬効を自覚できないなど、患者自らが健康と感じない状況）
●医療リテラシーが低いこと
●自己判断による服薬の中止
（服薬後の体調の変化、有害事象の発現など）
●独居
●生活環境の悪化

（厚生労働省：高齢者の医薬品適正使用の指針（総論編）．2018より）

表7.5 処方の工夫と服薬支援のおもな例 [12]

服用薬剤数を減らす	●力価の弱い薬剤を複数使用している場合は、力価の強い薬剤にまとめる ●配合剤の使用 ●対症療法的に使用する薬剤は極力頓用で使用する ●特に慎重な投与を要する薬物のリストの活用
剤形の選択	●患者の日常生活動作（ADL）の低下に適した剤形を選択する
用法の単純化	●作用時間の短い薬剤よりも長時間作用型の薬剤で服用回数を減らす ●不均等投与（バラついた用法投与）を極力避ける ●食前・食後・食間などの服用方法をできるだけまとめる
調剤の工夫	●一包化 ●服薬セットケースや服薬カレンダーなどの使用 ●剤形選択の活用（貼付剤など） ●患者に適した調剤方法（分包紙にマークをつける、日付をつけるなど） ●嚥下障害患者に対する剤形変更や服用方法（簡易懸濁法、服薬補助ゼリーなど）の提案
管理方法の工夫	●本人管理が難しい場合は、家族などが管理しやすい時間に服薬をあわせる
処方・調剤の一元管理	●処方・調剤の一元管理を目指す（お薬手帳などの活用を含む）

（厚生労働省：高齢者の医薬品適正使用の指針（総論編）．2018 より）

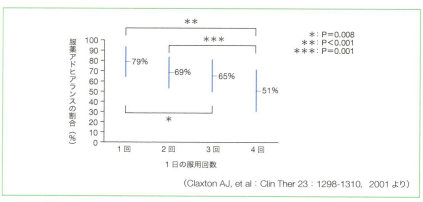

（Claxton AJ, et al：Clin Ther 23：1298-1310, 2001 より）

図7.7 薬剤の服用回数とアドヒアランス [13]
1日1回 vs 1日3回（p = 0.008），1日1回 vs 1日4回（p＜0.001），1日2回 vs 1日4回（p = 0.001），1日1回 vs 1日2回および1日2回 vs 1日3回には、有意差なし

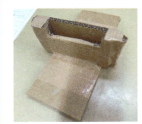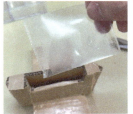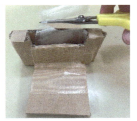

図 7.8　片手でも一包化シートをハサミでカットできるよう工夫した自作台

B. 自助具の活用

　自助具とは、何らかの障害のある人が、患者本人で日常生活を自立して送るために使用する道具や機器のことを指します。例えばPTPシートから薬を出せない場合は、錠剤を簡単に押し出す自助具などが市販されています。

　また、片麻痺の患者で一包化したシートをカットできない場合に、自動レターオープナーを活用することもあります。ここで、自作の自助具の例として、一包化したシートを片手でハサミで切れるよう工夫したセット台を紹介します（図7.8）。1つ注意すべきなのは右利きの患者で左手しか使えない場合は、最も普及している右利き用のハサミだと上手く切れないので、「左利き用ハサミ」を用意するとよいでしょう。なお、このような自作の台を制作する場合は作業療法士と連携することをお勧めします。

C. 内服薬自己管理の評価

　内服薬自己管理が可能かどうかを評価したい場合は、**服薬能力判定試験（J-RACT）** をベースにしたフローチャートが参考になります（図7.9）[14]。介護施設に入所の場合は多職種で評価をしていくことで、より正確な評価が可能となります。

D. 患者本人への指導の工夫

　服薬アドヒアランスを把握したうえで、残存能力を活かしていけるように支援を行うのが基本となります。

　例えば、PTP包装シートから薬を取り出せない場合、必ずしも一包化が

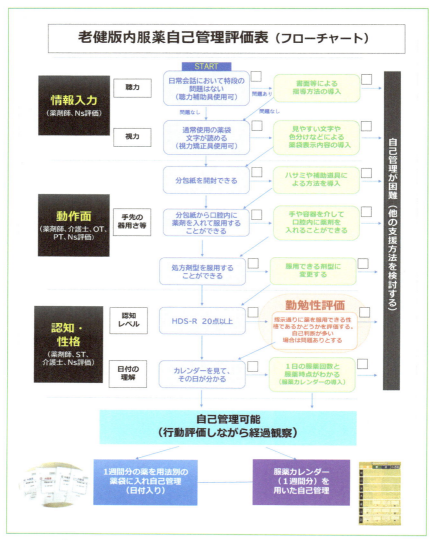

図 7.9　介護施設版 内服薬自己管理評価フローチャート[14]（一部改変）

解決策というわけではない点に注意すべきです。大きいサイズの錠剤にすることで対応が可能になるかもしれません。患者本人がどのような形での支援を望まれるかの確認も行い、たとえ薬学的に無駄だと思ったものでも本人の意向を否定せず、まずは「どのようにしたら可能か？」と一緒に考えること

が重要であり、その後の関係性にも影響していきます。また認知機能レベルに関わらず一人の人として尊重することを忘れてはなりません。

E. 家族や介護者への指導の工夫

自己管理が難しい場合は、次のステップとして周りのスタッフあるいは家族などの介護者の支援方法を検討していくことになります。まず負担の少ない与薬回数や対応しやすいタイミングを確認したうえで処方の整理を検討します。例えば、介護者が日中は不在で夕方以降なら対応できる場合は、医師に夕方以降に服用のタイミングを揃える提案をすることで、介護者の負担を軽減できるかもしれません。もちろん、介護者と医師とだけで決めるのではなく、関わっている介護職・看護職・ケアマネジャーがいる場合は、事前に相談しておきましょう。

F. 薬がスムーズに飲めないときは多職種連携で解決を探る

薬剤師は薬の専門家ではありますが、介助やケア方法については専門外であり、これらの分野は熟知している専門職につなぐことでスムーズに解決策がみつかることがあります。特に介護施設に入所中の場合は連携がしやすいため、迷わずに相談して対策を講じて在宅復帰等へつなげるようにしましょう。ぜひとも**図 7.10** [15] をイメージにして介入していただきたいです。

G. とろみ剤を使う場合の工夫

嚥下機能が低下している場合は、水分にとろみ剤を付加して与薬する場合がありますが、たびたび「薬が溶けない」トラブルが生じることがあります。実際にマグミット OD 錠を使用した実験で、単独投与と比べて、とろみ剤浸漬後は溶出の割合が明らかに低くなり、なかなか溶けないという結果が報告されています（**図 7.11**）[16]。このため、とろみ剤を使う場合は、まずは錠剤を少量の水で溶解してから、とろみ剤を付けるという順番を守るように指導すべきです。

第7章 在宅・施設

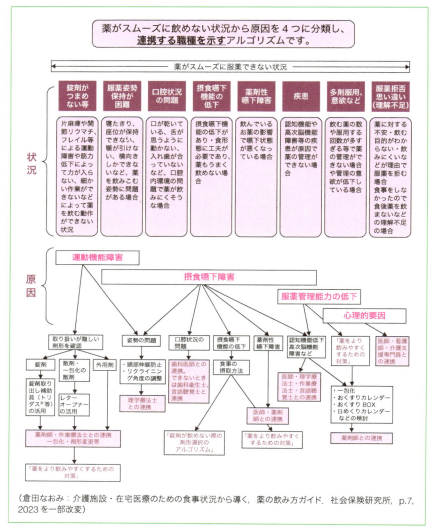

（倉田なおみ：介護施設・在宅医療のための食事状況から導く，薬の飲み方ガイド．社会保険研究所，p.7, 2023を一部改変）

図 7.10　薬がスムーズに服用できない際の多職種連携の例 [15]

参考引用文献

1) 溝神文博（研究代表者）：薬学的視点を踏まえた自立支援・重度化防止推進のための研究（22GA1005）報告書．厚生労働科学研究費補助金長寿科学政策研究事業（令和4年度～令和5年度），2023
2) 厚生省老人保健福祉局企画課長通知：介護老人保健施設の人員，施設及び設備並びに運営に関する基準について（老企第44号），平成12年3月17日
3) 厚生労働省：令和3年　介護サービス施設・事業所調査，2022

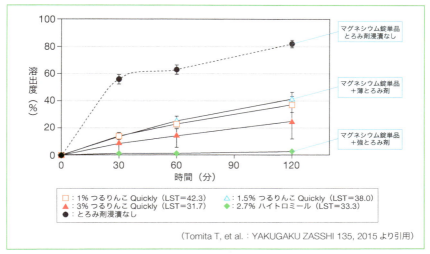

図7.11 とろみ剤浸漬後のマグミット錠の溶出[16]

4) 公益社団法人全国老人保健施設協会：平成28年度老人保健事業推進費等補助金（老人保健健康増進等事業）介護老人保健施設における医療提供実態等に関する調査研究事業 報告書, 2017
5) 金子直美, 小長谷百絵：介護老人保健施設で働く看護職の離職意向に影響を及ぼす因子 ワーク・エンゲイジメントに注目した介入を目指して. 昭和学士会誌 77：170-180, 2017
6) 公益社団法人全国老人保健施設協会：平成27年度老人保健健康増進等事業（老人保健事業推進費等補助金）介護老人保健施設における薬物治療の在り方に関する調査研究事業 報告書, 2016
7) 丸岡弘治：施設における薬剤調整. 臨床雑誌内科 121：1000-1005, 2018
8) Maruoka H, et al.：Changes in chronic disease medications after admission to a Geriatric Health Services Facility：A multi-center prospective cohort study. Medicine (Baltimore), 102：e33552, 2023
9) 新井克明ほか：介護老人保健施設において薬剤師が医師回診に同行する有用性の検討（短報）. 日老薬会誌 6：59-63, 2023
10) 大荒政志ほか：介護老人保健施設入所者に対する病院薬剤師の薬学的介入効果の検討. 医薬品情報 22：17-23, 2020
11) 東原和美：老健専任薬剤師の役割と多職種協働（第2回）業務の実際. 都薬雑誌 44：9-13, 2022
12) 厚生労働省：高齢者の医薬品適正使用の指針（総論編）. 2018 https://www.mhlw.go.jp/content/11121000/kourei-tekisei_web.pdf
13) Claxton AJ, Cramer J, Pierce C：A systematic review of the associations between dose regimens and medication compliance. Clin Ther 23：1296-1310, 2001
14) 山浦理恵子, 丸岡弘治：内服薬自己管理で認知評価レベルが影響しなかった事例. 第26回全国介護老人保健施設大会抄録, 2015
15) 倉田なおみ：介護施設・在宅医療のための食事状況から導く, 薬の飲み方ガイド. 社会保険研究所, 2023
16) Tomita T, et al.：Effect of Food Thickener on Disintegration and Dissolution of Magnesium Oxide Tablets. YAKUGAKU ZASSHI 135：835-840, 2015

第 8 章　がん終末期の痛みのケア

第 **8** 章

がん終末期の痛みのケア

細谷 治

はじめに

　がん終末期の患者に生じる症状を緩和することは、患者と家族に残された時間をかけがえのないものにするために欠くことのできないケアとなります。痛みが和らぐことで大切な人と楽しい食事を共にすることができるようになり、痛みが和らぐことで家族への思いをしたためることができるようになります。そのためには、痛みを正確にアセスメントし、それぞれ分類された痛みに応じた治療をする必要があります。そして、この一連の行為は薬の性質をよく知る薬剤師が行うことが有効であり、特に痛みを正しくアセスメントすることに注力する必要があります。そこで得られた情報を基に適切な鎮痛薬を選択することで、より効果的に痛みを緩和することができ、さらに不必要な薬の使用を抑えることができます。すなわちポリファーマシーの防止にもつながります。本章ではがん患者に生じる様々な症状のうち痛みに焦点を絞り、そのアセスメントのポイントや治療の用いるオピオイド鎮痛薬の特徴と使い方について解説します。

　さらに章末にはコラム（追加解説）として、在宅における抗がん薬の取り扱いに関する情報を掲載します。

8.1 ｜ がん患者に生じるおもな症状

　がんの経過は予想がしやすく、比較的最期まで ADL が保たれているといわれています。がんの初めはその細胞のかたまりも小さく、特に症状はありません。しかし、がんが増殖するにしたがいそのかたまりは大きくなり、物理的に周囲の組織に影響を与えます。一般的に組織への刺激は痛みを誘発し、圧迫は正常な組織の機能を妨げます。さらにがんの種類によっては、特定の物質を分泌したり、免疫反応に影響を与えることにより、さまざまな症状を呈します（表8.1）。なかでも痛みはがんの早期から発現することがあり、患者の QCL に大きな影響を与えることから適切な対応が求められます。

8.2 痛みへの対応

表8.1 がん患者に生じるおもな症状

1. 痛み	4. 神経症状	6. 精神症状
2. 消化器症状	・意識障害	・不安
・悪心／嘔吐	・頭蓋内圧亢進症	・抑うつ
・便秘	・転移性脳腫瘍	・希死念慮
・腹水	・痙攣	・せん妄
・下痢	・腫瘍随伴症候群	・睡眠障害
・消化管閉塞	・末梢神経障害	
3. 呼吸器症状	5. 泌尿器症状	7. その他
・呼吸困難	・排尿障害	・高カルシウム血症
・咳嗽	・水腎症	・倦怠感
・気道分泌亢進		・食欲不振
・血痰		・悪液質 (p.140)
・胸水		・上大静脈症候群

8.2 痛みへの対応

A. 痛みの定義と全人的な苦痛

　国際疼痛学会（2020年改定）では、痛みを「実際の組織損傷もしくは組織損傷が起こりうる状態に付随する、あるいはそれに似た、感覚かつ情動の不快な体験」と定義しています[1]。また、その付記（一部抜粋）として、①痛みは常に個人的な経験であり、生物学的、心理的、社会的要因、生きてきた経験によってさまざまな影響を受けるものであること、②痛覚を伝達する侵害受容ニューロンの興奮と痛みがあることとは異なること、③痛みを経験しているという人の訴えは重んじられるべきこと、とされました。緩和ケアにおいてもシシリー・ソンダースによるホスピスにおける臨床経験から、全人的苦痛という臨床的概念が提唱されました（図8.1）[2]。

B. 痛みのアセスメント

　最適な治療を提供するためには、適切なアセスメントが絶対的に必要になります。既述のように痛みは本人にしかわからない体験に基づくものであるため、それを客観的に捉えたうえで最適な治療方法を選択する必要があります（表8.2）[2]。また、アセスメントから得られた情報は最適な治療方法にたどり着くために必要なものであるだけでなく、服薬指導をする際にも重要な情報となり、「なぜその薬を使用しなければならないのか」や「いつ飲めば長

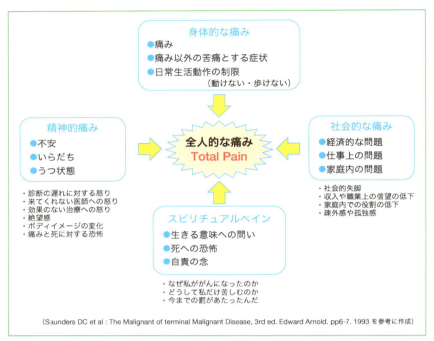

図8.1　がん患者が抱える苦痛（痛みを構成する4つの因子）[2]

い時間効果的に痛みを緩和できるのか」あるいは「これまでできなかったことが、その薬によってできるようになるかもしれない」などを明確に伝えることができようになります。さらに薬剤師はいつでも患者の言葉に寄り添い、一緒に治療の最適化を目指していることを伝えることができるようになります。したがって、痛みのアセスメントは治療上重要な行為であると同時に、患者との信頼関係を築くのに大変重要なステップであると筆者は考えています。

　特に痛みの性状を正確にアセスメントすることは痛みを分類するうえで重要な情報を与えてくれます[3]。**表8.3**[4]に痛みの性状と分類、対応する治療薬を示します。患者によっては痛みの性状を表現するのが苦手な場合もあり、その際、**表8.3**の余宮医師による痛みの表現は秀逸であり、その表を直接患者に示して医療者とともにアセスメントすることが非常に効果的です。

8.2 痛みへの対応

表 8.2　痛みのアセスメント [2]

項目	アセスメントのポイント
痛みの部位	実際にどこが痛いのか患者に示してもらうことが大切である。
痛みの性状	「重苦しい痛み」「ビーンと電気が走るような痛み」「ビリビリする痛み」「ズキンズキンする痛み」など患者の痛みの表現を確認する。
痛みの始まり	いつ頃から痛いのか、何年も前からある痛みなのか、今の病気になってからの痛みなのか確認する。
痛みの強さ	NRS*、VAS*、フェイススケールなどを使用して数値で評価する。 眉間に皺をよせているか、うめいているかなども痛みの強さをみるうえで重要な観察ポイントである。
経時的変化	痛みはどのくらい続いているのか、一日中痛いのか、強くなったり弱くなったりするのか確認する。 記憶障害のある患者では、痛みが出ている時期と活動パターンの変化（睡眠への影響や動きが遅くなった時期など）について、家族に聞き取ることも必要となる。
増悪因子	何をすると痛くなるのか。どのような姿勢のときに痛みが強くなるのか、何をしたときに痛みが強くなるのかを確認する。
緩和因子	何をしているときは痛くないのか。 高齢者などは温湿布やホットパックなどの独自の治療法を有していることがあるので、その方法を併用することも検討する。
生活への影響	眠れているか、食べられているのか、動けるのか（痛みの増強が嫌で一日中寝ていないか）、生活をするうえで困っていることはないのか確認する。
鎮痛目標の共有	「鎮痛薬により NRS で今の8の痛みが、3 程度になるようにしましょう」や「鎮痛薬を使って夜眠れるようにしましょう」のように目標を共有する。

* NRS : Numerical Rating Scale, VAS : Visual Analogue Scale
（Saunders DC, Sykes N（eds.）: The Malignant of terminal Malignant Disease, 3rd ed. pp6-7, 1993 より）

表8.3　痛みの性状と分類・対応する治療薬 [4]

痛みの性状（表現）	痛みの分類	対応する治療薬
ヒリヒリ、うずくような、しみるような	体性痛 （局在が明瞭で体動時に増強する圧通）	NSAIDs が効果的（突出痛に対するレスキューの使用を考慮する）
こるような、筋肉が痙攣するような	（筋れん縮による痛み）	筋弛緩薬を考慮
鈍い、重い、ズーン、ギューッ、圧迫されたような	内臓痛 （局在が不明瞭）	オピオイドが効果的
電気が走るような（ビリビリ）、キリキリ、ビーンと走るような、正座した後のしびれるよう、ジンジン、締めつけられるような、チクチク、針で刺すような、チリチリ、ピリピリ、ひきつるような、突っ張るような、焼けるような	神経障害性疼痛	鎮痛補助薬が有効

（余宮きのみ：ここが知りたかった緩和ケア 改訂 3 版, pp8-9, 南江堂, 2023 より一部改変）

135

第 8 章　がん終末期の痛みのケア

8.3 オピオイド鎮痛薬

A. オピオイド鎮痛薬の種類と特徴

　オピオイド鎮痛薬はがん性疼痛治療の中心に位置づけられます。オピオイド鎮痛薬を適切に使いこなすことこそ、治療の成否を決めると言っても過言ではありません。現在、我が国で使用できるオピオイド鎮痛薬とその特徴を表8.4[5] に示します。

B. 鎮痛薬の選択と除痛の目標の共有

　鎮痛薬の選択は、世界保健機関（WHO）が示す**3段階除痛ラダー**を参考に患者の疼痛の強さや検査データなどによる臓器機能障害の有無を確認しながら行います（図8.2）。また、オピオイド鎮痛薬を中心にした疼痛治療では、痛みの治療の目標を設定し、それを患者や家族と共有することが重要です（表8.5）。

　患者の多くは治療をすることで痛みが消失することを期待します。しかし実際には段階的に痛みを軽減することが多いため、「今よりも痛みが軽減して、夜痛みで起きることがないこと、まずはそこを目指しましょう」や「NRSで7の今の痛みを、まずは3くらいまで下げることを目標にしましょ

表8.4　オピオイド鎮痛薬の種類と肝・腎機能障害時の投与[5]

オピオイド鎮痛薬の種類	肝機能障害時	腎機能障害時
トラマドール	△〜×	○
コデイン	△〜×	△〜×
モルヒネ	△	△〜×
ヒドロモルフォン	△	△
オキシコドン	△〜×	△
フェンタニル	△	○
メサドン	△	○

○：比較的安全だが慎重投与　△：慎重投与　×：原則避ける

（森田達也ほか監修：緩和ケアレジデントマニュアル，医学書院，2016より引用，一部改変）

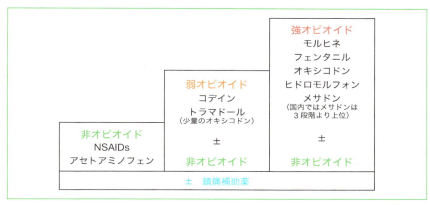

図8.2 WHO 3段階除痛ラダー

表8.5 痛み治療の目標設定

第1目標	夜間の睡眠の確保 （痛みに妨げられずに夜は良眠できる状態）
第2目標	安静時の痛みの消失 （日中静かにしていると痛まないような状態）
第3目標	起床時や体動時の痛みの消失 （歩いたり体を動かしても痛くない状態）

う」というように、患者と除痛の目標を共有することが大切になります。目標を共有することで、使用したオピオイド鎮痛薬が「痛みなし（NRS：0）にならなかったから、今回の薬は効かなかった」というアセスメントのミスを起こさずに済むでしょう。

C. オピオイド鎮痛薬による副作用

オピオイド鎮痛薬の投与初期に出現する副作用として、悪心・嘔吐、便秘、眠気などがありますが、悪心・嘔吐と眠気は通常耐性が生じるといわれています。一方、**便秘**は耐性形成がほとんど起こらないことから、オピオイド鎮痛薬使用中は常に便秘対策を講じる必要があります。さらに、がん患者は便秘のリスク（①がんの直接的影響、②がんの二次的な影響、③薬剤の影響、④併存疾患の影響）を多数抱えているため[6,7]、その鑑別と対策が必要になります。

D. オピオイド誘発性便秘とその対策

オピオイド鎮痛薬は、腸管に分布するμオピオイド受容体の活性化により便秘を発現させると考えられています。オピオイド誘発性便秘（opioid-induced constipation：OIC）は、オピオイド鎮痛薬使用患者の60〜90％に出現しており[8]、『便通異常症診療ガイドライン2023』で慢性便秘症の二次性便秘症に分類されています[9]。便秘の治療も痛みの治療同様、アセスメントが重要になります。排便習慣は個人によって異なるため、排便に関する問診が必要になります。その際、最後の排便の時期、性状、回数、量、排便時の感覚、腹痛、ガスの貯留、悪心、不快感などについて確認しましょう[6]。特に便の性状については、ブリストル便形状スケールを用いることを勧めます[10, 11]（図8.3）。

痛みを有するがん患者は、不眠や不安の状態が続き交感神経の興奮によりそれだけでも便秘になりがちです。さらに痛みによって活動性が低下することで腹圧や腸の蠕動運動も低下し、食欲も低下（食物繊維の摂取量減少、脱

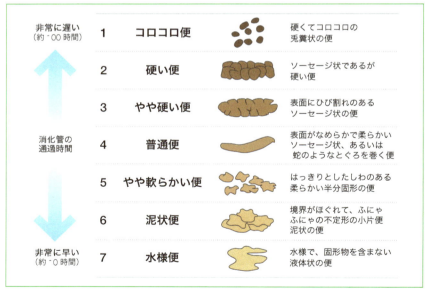

図8.3　ブリストルスケールによる便の性状分類[11]
（排泄ケアナビHP：排泄ケア 実践編／排便のメカニズム。医療法人社団俊和会 寺田病院 神山剛一：ブリストルスケールによる便の性状分類 (https://www.carenavi.jp/ja/jissen/ben_care/shouka/shouka_03.html) より引用）

水）します。便秘の進行により腸管内圧の上昇が生じ、悪心・嘔吐の原因にもなります。排便コントロールは、オピオイド鎮痛薬による治療成功の大きな鍵になるのです。OIC治療のフローチャートを図8.4[12]に示します。

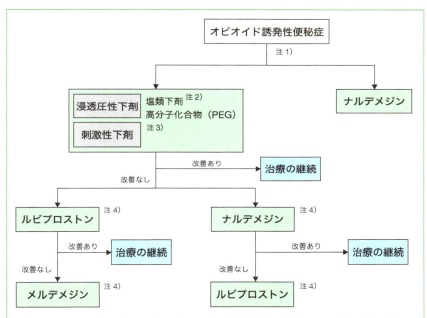

図8.4 オピオイド誘発性便秘治療のフローチャート[12]

> **ミニメモ** 悪液質で食べられないときは

●悪液質とは

悪液質は骨格筋減少を伴う進行性の機能障害で、通常の栄養サポートでは完全に回復することができず、進行性の機能障害に至る、骨格筋量の持続的な減少を特徴とする多因子性の症候群と定義されています[1]。自覚症状としては、食欲不振や体重減少、疲労や倦怠感などがみられます。がん種によっても異なりますが、実に進行がんの50〜80%にみられる病態です。進行度は3つのステージに分けることができます（図）。

●悪液質の治療

悪液質の治療には、栄養療法、運動療法に加え薬物療法があります。特に薬物治療に使われる薬剤としては、アナモレリンとステロイドです。アナモレリンは、グレリンの受容体に作用し、成長ホルモンの分泌や食欲の改善、体重増加や筋肉量の増加が期待できます。添付文書における適応症は、非小細胞肺癌、胃癌、膵癌、大腸癌における悪液質となっており、栄養療法等で効果不十分ながん悪液質の患者に使用することや6か月以内に5%以上の体重減少と食欲不振があり、かつ①疲労または倦怠感、②全身の筋力低下、③CRP値0.5 mg/dL超、ヘモグロビン値12 g/dL未満またはアルブミン値3.2 g/dL未満のうち、いずれか1つ以上有する患者に使用することになっています。さらに食事の経口摂取が困難または食事の消化吸収不良の患者には使用しないこと、との記載があります[2]。

●服薬指導の一例

患者には、「がんの進行によって、悪液質という状態になっており、食欲がわかず、食べたものもエネルギーの代謝が上がっており、浪費が起きています。そのことで体重が減っていきます。アナモレリンという薬の成分によって食欲などが改善することを期待していますので、無理せず、食べたいときに食べたいものを食べられるだけ食べるのが、よいと思います」などと説明するとよいでしょう。

1) Fearon K, et al：Lancet Oncol. 12(5), 489-495, 2011
2) https://www.info.pmda.go.jp/go/pack/3999054F1028_1_03/

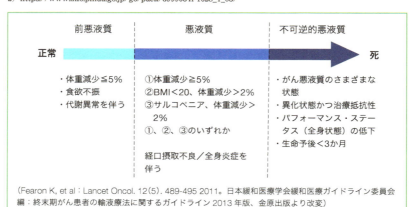

図　悪液質のステージ分類（EPCRC*による区分）
* EPCRC：European palliative care research collaborative（上質な緩和ケアの提供を目的とし、欧州連合の研究・技術枠組み計画に関連して設立された国際協力プロジェクト）

8.3 オピオイド鎮痛薬

追加解説 📖 **在宅における抗がん薬の取り扱い**

　患者が外来で抗がん薬治療を受けている場合、同居している家族や訪問看護師、ホームヘルパーなどの看護関係者が抗がん薬による曝露を受ける可能性が指摘されています。『がん薬物療法における職業性曝露対策ガイドライン 2019 年版』では、患者の家庭での抗がん薬の曝露経路は病院と同様であるとし、hazardous drug（HD）の安全な取り扱いについて記載しています（表）[13]。

表　在宅における抗がん薬の安全な取り扱い[13]

①誰がやる？ 何に注意？
- 取り扱いの指導を受けた者
- 取り扱う前後で石鹸と流水で手を洗う
- 医療介護サービス関係者が扱う際は適切な個人防護具（PPE：personal protective equipment）を使用する
- 子供や妊婦が直接触らないよう保管場所に気をつける
- HD*がこぼれた場合は使い捨ての手袋を装着し、ペーパータオルなどで外側から内側に向かって拭き取り、その後、同様の方法で水を含んだペーパータオルでこぼれたところを拭く。使用した手袋やペーパータオルなどはビニール袋に入れ、口を閉じて捨てる

②注射薬は？
- 定期的に器具をチェック
- 抜針など HD が付着・飛散するような操作はできる限り患者が行う
- 患者以外が扱う場合は手袋を装着する
- 廃棄は専用容器へ。ない場合はビニール袋に入れ、口をしっかり閉じる。針などの鋭利なものは非貫通性の容器に捨てる。医療器具など指示されたものは、病院で廃棄する
- 使用済みの手袋は外側に触れないように裏返しにしてビニール袋に入れ、口をしっかり閉じる
- 投与中に漏れた場合は、ラインを止め、こぼれた場合の対応をし、病院に連絡する

③経口薬は？
- 飲食物や調理器具、他の医薬品と離れた場所に保管し、患者以外の人の接触を避ける
- 内服は極力患者自身が行い、直接薬に触れた場合はすぐに石鹸と流水で手を洗う
- 介助者は手袋を使用し、使用済みの手袋は外側に触れないように裏返しにしてビニール袋に入れ、口をしっかり閉じる
- 粉砕したり、割ったり、カプセルを開けない
- 中止や返納となった未使用の薬は病院に返却する

④体液や排泄物は？
- 治療後 48 時間以内に患者以外の人が体液や排泄物を取り扱う場合は手袋を使用する
- 体液や排泄物を扱う際に使用する物品は極力使い捨てにする。再使用する場合は、洗剤と水で洗浄し、次亜塩素酸ナトリウム入りの洗剤や漂白剤が使用可能な製品であれば使用する

　a.　排泄〜トイレはどうする？
- 治療後 48 時間は尿器やおむつの使用は避け、トイレで排泄する
- 尿が飛散しないよう、男性も座って排尿する
- トイレの洗浄は蓋を閉め、水量・水圧が十分でなければ 2 回洗浄する
- 排泄後に患者がトイレ用消毒ワイプなどで便座と縁を拭き取り、その後は石鹸と流水で手を洗う
- ストーマのパウチは治療後 48 時間以内に袋ごと捨てる

　b.　洗濯はどうする？
- 治療後 48 時間以内に患者の衣類、タオル、リネンなどが体液で汚染されていなければ、通常どおり家族のものと一緒に洗濯してよい
- 汚染した際はすぐに洗濯機に入れ、他の洗濯物とは別に洗剤で予洗いをした後、もう 1 度洗濯する。2 回目は家族のものと一緒に洗濯してよい
- 汚染された衣類が次亜塩素酸ナトリウム入りの洗剤や漂白剤の使用ができる場合はそれらを使用する

＊ HD：hazardous drugs。抗がん薬をはじめとした医療従事者に影響を及ぼす薬剤

（がん薬物療法における職業性曝露対策ガイドライン 2019 年版、pp116-119、金原出版より一部改変）

141

第 8 章　がん終末期の痛みのケア

参考引用文献

1) 日本疼痛学会：改定版「痛みの定義：IASP」の意義とその日本語訳について，2020　https:// jasp.pain-research-jasp.org/pdf/notice_20200818.pdf
2) Saunders DC, Sykes N（eds.）：The Malignant of terminal Malignant Disease, 3rd ed. Edward Arnold（London）, pp6-7, 1993
3) 日本緩和医療学会編：がん疼痛の薬物療法に関するガイドライン 2020 年版 第 3 版，金原出版，pp34-38，2020
4) 余宮きのみ：ここが知りたかった緩和ケア 改訂第 3 版，pp8-9，南江堂，2023
5) 森田達也，木澤義之監修，西智弘ほか編：緩和ケアレジデントマニュアル，医学書院，2016
6) 日本緩和医療薬学会編：緩和医療薬学 改訂第 2 版，pp94-97，南江堂，2023
7) Sykes NP：SECTION 10 Common symptoms and disorders：gastrointestinal symptoms, 10.3 Constipation and diarrhea. Oxford Textbook of Palliative Medicine, 5th ed（Cherny NI, Fallon MT, Kaasa S, et al.（eds.））, Oxford University Press（Oxford）, 675-685, 2015
8) Yang P, et al.：Acupuncture for opioid-induced constipation：Protocol for a systematic review and meta-analysis. Medicine（Baltimore）99：e23352, 2020
9) 日本消化管学会編：便通異常症診療ガイドライン 2023，pp4-6，南江堂，2023
10) 日本消化管学会編：便通異常症診療ガイドライン 2023，pp7-9，南江堂，2023
11) 排泄ケアナビ HP：ブリストルスケールによる便の性状分類　https://www.carenavi.jp/ja/ jissen/ben_care/shouka/shouka_03.html
12) 日本消化管学会編：便通異常症診療ガイドライン 2023，xxvi，南江堂，2023
13) 日本がん看護学会，日本臨床腫瘍学会，日本臨床腫瘍薬学会編：がん薬物療法における職業性曝露対策ガイドライン 2019 年版，pp116-119，金原出版，2019

第 **9** 章

特徴的な患者への対応

山浦克典

はじめに

　薬局にはさまざまな患者が訪れます。待ち時間やお金のことで文句を言ってくる患者やこちらの話を聞いてくれない患者、逆に話が長くいつまでたっても会話をやめない患者、ハンディキャップのある患者——。こうした患者に出会ったとき、なるべく関わりたくないと苦手意識を持ってしまいがちです。しかし、それでは薬剤師としての仕事を全うすることはできません。どのような患者であっても、その患者がより安全で効果的な薬物治療を通じて、QOL の向上が目指せるよう支援するのが薬剤師です。

　特徴的な患者に出会ったら、この患者にとって必要なことは何か、どうすればそれが伝わるかを考え、実践していくことが大切です。他の患者とは異なり、100％できない場合もあるでしょう。互いの事情のなかで、できる範囲で構いません。関わりたくないと苦手意識を持ってしまいそうな特徴的な患者は、コミュニケーションに工夫が必要だったり、逆により深い関わりが必要なことも少なくありません。

　本章では、薬局でよく遭遇する特徴的な患者を例に、関わり方を解説します。参考にして、一歩踏み込んだ関わりを心掛けてみてください。

9.1 ┃ 待てない患者

A. 待てない患者には2種類ある

　患者やその家族、介護者に薬に関する情報を伝えて、安全に薬を使用してもらうことは、私たち薬剤師の大切な仕事です。実際、薬を服用するにあたって、患者や家族などが把握しておくべき情報は多く、それを知ってもらうことは副作用を未然に防いだり、早期に発見することにもつながります。

　しかし私たちは、「時間がない」と言ってしっかり話を聞こうとしない患者にしばしば遭遇します。そうした患者にどう対応すればよいのでしょうか。

　「時間がない」と言う患者のなかには、（1）実際には時間があるがせっかちでとにかく早く終わらせたいと考えている患者、（2）バスの時間に間に合

わないなどの理由で実際に時間がない患者、に分けられます。それぞれについて考えてみましょう。

B. 待てない患者への対応

(1) せっかちな患者には必要な時間を伝える

　病院で長い時間待たされて、少しでも早く帰りたいと思う患者は少なくありません。加えて性格的にせっかちな人であれば、薬剤師の話を「時間がない」と言って、早々に切り上げようとすることもあるでしょう。もちろん、薬剤師とゆっくり話したい、薬剤師から十分に説明を聞きたいという患者もいますが、少しでも早く帰りたがる患者のほうが多いのが現実ではないでしょうか。

　「時間がない」と言ってくる患者に対しては、「1分だけお時間ください。あなたにとって大切な情報をお伝えします」と、時間がどの程度かかるのか、なぜその時間を求めているかの理由を伝えてみましょう。患者は、薬局に至るまでずっと、いつまで時間がかかるかわからない状態で待たされ続けてきています。どのくらいの時間で終わるのかがわかれば安心ですし、1分なら聞いてもいいか、といった気持ちになるでしょう。

　何より大切なのは、患者自身にとって大事な情報を伝えようとしているのだとわかってもらうことです。そして、そう伝えたからには、患者が有用な情報を聞いたと思ってもらえるよう、努力することが大切です。

(2) 時間がない患者には優先順を考えて

　バスの時間がせまっている、タクシーを待たせているなど、実際に時間がなくて待てない患者に対しては、無理にその場で説明してもあまりいい結果は得られません。気持ちが焦っている人には、いくら説明しても伝わらないばかりか、悪い印象を持たれかねません。相手の状況を察して、簡潔に必要なことを明確に伝える工夫が求められます。

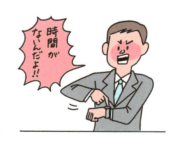

　例えば、吸入薬を初めて処方された患者には、薬剤師としてはきちんとデバイスの使い方を説明したいと考えるでしょう。しかし、患者は帰りのバスの時間を気にしている。そんな場面では、製薬会社が作成しているデバイス

の使い方の説明書を渡して、「わからなければ電話をください」と、薬局の電話番号だけを伝えます。そうしておけば、使い方がわからず吸入薬が使えないという最悪の事態は防げます。

「1、2分程度なら時間がある」という状況であれば、説明書を見せながら、「ここに書かれているとおりに吸入してください。間違えやすいのはこの部分です」「目盛りの確認はしっかりしてください」「うがいを忘れないように」など、注意点を重要度の高い順に、時間の許す限り簡潔に説明していきます。その際、説明書の注意すべき手技が書かれた部分に印をつけるなどしておくとよいでしょう。

時間のない患者に対しては、限られた時間のなかで、優先順を考えて大切なことから説明するスキルが求められます。日頃からその患者にとって何が重要かを意識しておくとよいでしょう。

また、患者に電話でフォローアップさせてもらうよう、許可を得ておくようにします。14ページにも書かれているとおり、2019年に改正（2020年施行）された医薬品医療機器等法（薬機法）により、薬剤師には服薬期間中のフォローアップが求められるようになりました。フォローアップが義務化されたことで、薬局で説明しきれなかったことを説明するための電話がしやすくなったともいえます。

時間がなくて気がそぞろになっているときには、何を言われても忘れてしまいます。「説明した」ことで満足するのではなく、患者がきちんと薬を服用・使用できるようにする、服用・使用できているかを確認することが大切です。

9.2 │ 文句を言う、困った要求をする患者

A. 医療者としての対応とは？

薬局にはさまざまな患者が訪れます。なかには、文句を言う患者や困ったことを言ってくる患者もいるでしょう。

厳しい言葉をかけられると、嫌な気持ちになり、その患者に悪い印象を持ってしまうことがあります。

しかし、「クレームを言ってくるのは、こちらに対して期待している表れ」

とよく言われます。クレームの種類にもよりますが、こちらに改善の余地があるようなことであれば、まずは相手の指摘を素直に受け入れ、改善に向けて努力していく姿勢が大切でしょう。

また、困ったことを言ってくるのは、患者自身が不安定な状態にあり、誰かに相手にしてもらいたいといった表れかもしれません。患者の背景を考えることも大切といえます。

医療者としては、患者に対して嫌な印象を持ったり、「ああ、また文句を言っている」と思って聞くのではなく、患者の心情を慮った対応が求められるでしょう。

ただし、あまりにも度が過ぎるクレームや要求は、毅然とした態度で断る勇気も持っておきましょう。

薬剤師法第21条には「調剤に従事する薬剤師は、調剤の求めがあった場合には、正当な理由がなければ、これを拒んではならない」と書かれており、薬剤師には「正当な理由」がなければ調剤を拒否できない「応需義務」があります。しかし、患者との信頼関係が保てず適切な医療が提供できない場合は、調剤を断る「正当な理由」に該当すると考えられています。

また、困った患者がいる場合、一人で抱え込まずに、上司などに相談することが大切です。

では、よくあるクレームについて、具体的な対応方法を考えていきましょう。

B.「薬が足りなかった」と訴える患者への対応

(1) 相手を疑うような態度はNG

保険薬局で患者からよく寄せられる苦情の1つに、「薬が足りなかった」という訴えがあります。この場合、薬局側の調剤ミスの可能性もありますが、必ずしもこちらに非があるとは限らず、どこかに置き忘れた、指示以上に服薬してしまっていた、数え間違いをしていたなど患者側に問題がある場合もあるで

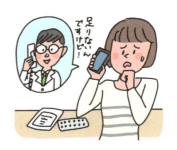

しょう。しかし、患者は薬局がミスをしていると思って連絡してきているわけです。実際には誰が間違えたのか（間違えているのか）がわからないのが、

この問題の難しい点といえるでしょう。

　患者からこうしたクレームがあった場合、まずは薬局側の要因の可能性を考え、患者の調剤録や薬の在庫を確認するなどして、交付した薬に間違いがなかったかを調べる必要があります。

　その結果、こちらのミスではなさそうだとわかっても、「こちらでは処方箋どおりにお渡ししています」「薬局の在庫は合っていますが……」など、「こちらは悪くない」という主張を全面に出した対応や、「1日2回のお薬ですが、どのような飲み方をされていましたか」などと薬が足りなかった原因は患者側にあると決めつけて、原因を追究するような態度で接すると、トラブルになりかねません。「患者がなくしたに違いない」「こちらは間違っていない」と思いながら対応すると、その気持ちは患者に伝わりますので、注意が必要です。

（2）薬剤師として最も大切な一言とは

　ではどう対応するのがよいか。患者にしてみれば、理由はともあれ、薬が足りていないことに不満を覚えているわけです。ここで薬剤師として一番大切なことは何かを考えてみましょう。

　患者が「薬が足りない」と言ったときに、薬剤師として一番に考えるべきことは、なぜ薬が足りなかったのか、その原因を考えることや、ましてやどちらが間違えているのかを追求することでもありません。大切なのは、「その患者が、薬物治療を継続できない状況を防ぐ」ことではないでしょうか。そう考えれば、最初の一言は、「今日や明日に飲む薬はありますか」であるべきでしょう。

　もし、今日、明日、服用する薬がないという状況であれば、どちらのせいであってもすぐに対応すべきです。薬が足りなかった原因を追究することは、そのあとでよいはずです。

　そうした一言があれば、患者が薬局が間違えたと思って怒って連絡してきたとしても、落ち着いて冷静に考える余裕が出てくるでしょう。そうなれば、患者と一緒に、想定されることを考えながら、原因を探していくこともできるでしょう。

（3）繰り返す患者に確認したいこと

　実際には、患者が別の場所に保管していた、別の鞄の中に入っていたといったことはよくあります。念のために、いつもの保管場所以外の場所を探し

てもらいましょう。同時に、薬の管理方法に問題がないかなどを確認するとよいでしょう。

また、そうしたことが頻繁に起こるようであれば、認知機能の低下によって薬の管理がきちんとできていないことも想定されます。状況によっては処方医に報告し相談することも検討しましょう。

患者が服用方法を間違っていたようであれば、過剰服用による副作用が心配されます。うっかり飲み間違える以外に、飲み方を間違えているケースも想定して、再度、用法・用量について患者がどう認識しているかを確認する必要があるでしょう。薬袋の用法・用量の記載が間違っていり、なかには患者が別の薬袋に入れてしまって、間違えた用法・用量で服用していたなどの可能性がないかも、確認する必要があります。

こうしたトラブルを避けるためには、調剤ミスを減らす取り組みはもちろん、薬の交付時に薬を患者に見せて一緒に数まで確認して、サインをもらうようにするといった工夫が必要な場合もあるでしょう。

カウンターにカメラを設置し、交付時の様子を撮影し、正確に薬を交付していることを証明できるように工夫している薬局も少なからずあるようです。

C.　会計について文句を言う患者への対応

会計についてのクレームも多くの薬局が経験しているのではないでしょうか。患者のほとんどは調剤報酬のしくみを知っているわけではありません。そのため「同じ薬をもらったのに、あっちの薬局のほうが安かった」といった不満や、「前回よりもずいぶん高くなっている」といった文句を言ってくる患者は少なくないでしょう。

特に、2年に1度の調剤報酬改定のあとは、「高くなった」という声が寄せられることが増えるかもしれません。特に一般の人にとってわかりにくいのは、同じ薬をもらうにもかかわらず、その薬局の立地や応需処方箋枚数などによって費用が異なる原因となっている調剤基本料です。

そこで、「病院の前の薬局で薬をもらったときのほうが安いのはなぜか」と質問されたときには、医療にかかる費用や薬の値段は国が決めていて、医療機関や薬局が勝手に決められないこと、薬局の立地や設備、応需する処方箋の枚数などによって同じ薬、サービスを受け取る場合であっても費用が変わるしくみがあることを、できるだけ簡潔に伝えるようにしましょう。

そのうえで、「あちらの薬局よりも値段が高いかもしれませんが、その分、精一杯、○○さんのお薬のことをサポートさせてもらいます」と気持ちを伝えてみるのはどうでしょうか。そう言うからには、「少しくらい値段が高くてもこの薬局で薬がもらいたい」と思ってもらえるような薬局になるような努力が必要なことは言うまでもありません。

D. 処方薬を返品したいと言う患者への対応

「薬を返すのでお金を返してほしい」。そう言ってくる患者もいます。昨今では、残薬整理を行うことで、薬代を安くできることがありますから、使っていない薬を返せば、お金を戻してもらえると考える患者もいます。

そのような場合には、次回、同じ薬が処方されたときに調整することはできますが、いったん交付して持ち帰った薬を返品することはできない旨を説明しましょう。

もちろん患者が持ち込んだ残薬については、どのような場合であっても別の患者に再利用することはできません。患者宅でどのような状況で保管されていたのかがわからず、品質の保証ができないからです。いったん患者に交付された薬は、破棄するのが原則です。

E. 「待ち時間が長い」と怒る患者への対応

（1）薬剤師の仕事を理解してもらう

「待ち時間が長い」と怒り出す患者はよくいます。薬局薬剤師ならほとんどの人が経験したことがあるのではないでしょうか。

患者は、医療機関でも待たされてうんざりしていることが多く、薬局で待たされると、それが短い時間であってもうんざりした気持ちが累積されて、耐え切れずに怒り出してしまうといったことが起こりがちです。

とはいえ薬局では、どれほど効率化を図っても、調剤にかかる時間を短くするには限界があります。処方の確認や調剤鑑査の時間を削ることは薬の適正使用や安全性に影響しかねません。時間がかかるのは、その患者のために必要なこと、安全を確保するためには仕方がないことです。

しかし、患者はそんなことは知りません。「薬を揃えるだけなのに、なんでそんなに時間がかかるんだ」と思っているかもしれません。こうした患者には、「安全に薬を服用してもらうための確認の時間をいただいている」と、

時間がかかる理由を説明し、理解を得るとよいでしょう。

　また、日頃から薬局の仕事に理解を持ってもらうよう、「処方箋を受け取ってから処方チェックをしたり、お薬手帳を確認したり、薬剤調製をしたり、場合によっては疑義照会をする」などの、調剤の流れを掲示物などで訴求するのもよいかもしれません。

（2）「時間がかかって当たり前」という態度はご法度

　ただし、「これだけのことをしているのだから、時間がかかって当然」という態度はご法度です。相手に不快感を与え、火に油を注ぐ結果になりかねませんので注意が必要です。

　「いつまで待たせるんだ」と怒る患者には、その患者の薬の準備が今、どういう状況なのか、現状を伝えるのもよいでしょう。例えば、一包化に時間がかかっている、あと5分ほどでお渡しできるなど、状況がわかれば納得する患者もいるでしょう。

　一包化が必要など、時間がかかりそうな場合には、あらかじめ「少しお時間いただきます」と伝えておいたり、待ち時間が長くなっている患者にはこちらから「お待たせしてますが、あと〇分ほどでお渡しできますので」といったように、状況を伝えるのもよいでしょう。

　待ち時間削減のために、必死で調剤しているにもかかわらず、患者から「遅い」とクレームを受けると、つらい気持ちになると思います。だからといって、相手に不快感を覚えて対応すると、いい結果は生まれません。「自分は悪くない」「精一杯やっている」のは事実なので、それを否定する必要はありませんが、医療機関で診察を待ち、会計を待ち、薬局でも待たされて疲れてつい怒り出してしまった患者の気持ちも慮って、誠意ある対応を心掛けることが大切です。

9.3　聞いたことに答えてくれない患者

A．質問の意図を知ってもらう

　「なんで薬剤師にそんな話をしなくちゃいけないんだ」「さっきも聞かれたし、何度も話したくない」——。

　患者は医療機関を受診した後に薬局を訪れます。当然、医療機関で医師や

看護師らに病状などを詳しく聞かれています。しかも、医療機関で長い時間を費やして疲れていますから、「またか……」と感じて「医師に話したんだから、早く薬を出して」と言いたくなっても無理はありません。

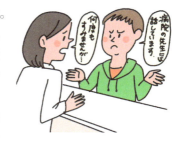

そこで、患者に話を聞く際にはまず「医師にもお伝えされたと思いますが」「何度もすみませんが」など、「何度も同じ話をさせて申し訳ない」という気持ちを伝えてから始めるのがよいでしょう。

そのうえで、なぜ薬剤師が病気や薬、検査値などを聞きたがるのか、その理由を伝えます。残念ながら薬剤師の仕事が十分に理解されていない現状においては、「処方する医師に伝えたのだから薬剤師に話す必要はないだろう」と考える患者がいるのは仕方のないことです。薬剤師は「薬に関する事故を防ぐ」という役割を担っており、そのためにはどういう状態かを知る必要があるといったことが患者に伝われば、話してくれることもあるでしょう。

例えば、「すでに先生にはお話されているとは思いますが、お薬を安全に飲んでいただくために、もう1度、教えていただけますか」などと確認の意図を伝えてから質問してみましょう。患者に「薬剤師にも話したほうがよさそうだ」と感じてもらうことが肝心です。

B. まずは絶対確認したいことだけを聞く

話をしてくれない患者には、まずは薬剤師として必ず確認したいことだけを、確認したい理由を伝えながら、聞いてみるとよいかもしれません。

例えば、腎排泄型で腎機能によって減量が必要な薬剤が処方されている場合、「この薬は、腎臓が悪いと1日に飲む量を減らさなくてはいけない薬なので、念のために検査結果を見せてもらえますか」と伝えるといった具合です。検査結果を見せてもらうのが難しそうであれば、せめて「腎臓が悪いと言われたことはありませんか」といった一言から始めてみてはどうでしょうか。

薬を交付するうえで、薬剤師として必ず確認しなければならないことは、患者が答えてくれないから「聞かない」というわけにはいきません。聞いたうえで答えてくれなかった場合は仕方ないですが（その場合は、薬歴にその

旨を記しておく必要があります）、普段から何も話してくれない患者だからといって、確認せずに済ませてはいけません。薬剤師の義務として、上手に聞いていく努力が必要でしょう。

C. フレンドリーであることを期待しない

　質問して回答を得た場合には、それに対する評価を患者に伝えるよう心掛けることも大切です。

　例えば、「今日の血圧はどうでしたか」と聞き、患者が「138／80 mmHgだった」と答えた場合、「そうですか」で済ませてしまっては、「この薬剤師に話しても意味がない」と思われてしまうでしょう。「前回よりも良かったですね。この調子で頑張りましょう」「少し上がっているようですけど、食事が変化したとかありませんか」などと声をかけたり、療養上の指導ができれば、患者も「この薬剤師に伝えてみよう」という気になるのではないでしょうか。

　なお、患者が非協力的だからといって、自分が拒否された気持ちになる必要はありません。通常の生活において、見ず知らずの人に常にフレンドリーに会話するという人はむしろ少ないのではないでしょうか。ましてや病気で来ている人ばかりです。体や心がつらい状況のこともあります。一般の接客業とは異なることを理解し、過度な期待はしないことが大切です。

　また、フレンドリーでない患者には必要以上に距離を縮めようとしないことも大切です。ただし、放っておくというのとは違います。「この人は何も答えてくれないから」と言って、ただ薬を渡すのではなく、非協力的であることに理解を示しつつ、薬剤師として最低限必要なことは確認したり伝えたりするというスタンスを忘れないことが大切です。

9.4 ┃ 話が長い患者

　話し好きの患者さんはどこの薬局にもいると思います。自分からいろいろ話をしてくれるのはありがたいのですが、服薬指導と関係ない話が延々と続くと、空いている時間帯ならまだしも混雑時には困りものです。そのような場合には、患者の気分を害さないように話を切り上げるテクニックが必要です。

常套手段としては、ある程度じっくり話を聞いた後、「○○さん申し訳ありません。もっとお話したいんですけど、今日はとても混んできたので……。また今度、聞かせてもらえますか」などとお願いしてみることです。ポイントは「もっと話をしたい」という点を強調することと、申し訳ないという気持ちをしっかり伝えることです。

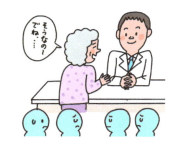

同僚に声かけしてもらうのも手でしょう。いつも長くなる患者であれば、途中で声をかけてもらい、「最後まで聞きたいんだけど、この続きは次回に聞かせてくださいね」と話すのもよいでしょう。

ゆっくり話ができない状況であることを説明し、そのことへの謝罪の言葉を表情と態度で伝える、そして「またお話を聞かせてください」としっかり伝えることが大切です。

例えば、「処方箋がなくても、時間があればいつでもお立ち寄りください」などと伝えるのもいいでしょう。「○曜日の○時頃なら比較的空いています」などと具体的な情報を添えれば、患者に寄り添った気持ちが伝わるでしょう。

一見、薬物治療とは関係ない話であっても、日々の会話のなかから体調や薬に関係する話が聞けたり、情報が見つかることがあるでしょう。また、患者にしてみれば、病気で不安なときには医療者に話を聞いてもらいたいと思うこともあるでしょう。体調や薬に関する相談をしてもらえるような信頼関係を築くうえでは、患者の気持ちを受けとめて話を聞くことが大切といえます。

9.5　医師の悪口を言う患者

A. 肯定も否定もせずやりすごす

特に、近隣医療機関の処方医のグチや悪口を言われたときは困るのではないでしょうか。患者の言うことも、もっともであると思うこともあるでしょう。しかし、患者の話に同調するようなことは、決してしてはいけません。

とはいえ、真っ向から「そんなことはないと思います」と反論すると、患

者にしてみれば立場がありません。火に油を注ぐようなことになったり、むきになって主張してくる人もいるかもしれません。

患者が処方医のグチを言ってきたときの大原則は、患者の言うことを肯定も否定もしないことです。例えば、「そうなんですね」「そんなこともあるんですね」と、やり過ごすことが肝要です。

グチや悪口を言う裏には、同調してもらって一緒に盛り上がりたいという意識があることが多いといえます。つい話に乗って同調する言葉をかけてしまうと、勝手な仲間意識が芽生え、次回以降も同じような話をしてくる可能性があります。そして、一緒に盛り上がった話は、必ず当事者、つまり処方医の耳に入ることになります。薬局薬剤師が患者と一緒になって医師の悪口を言っていた、なんてことが医師に伝われば気まずいどころか、信頼関係が損なわれ、連携をとりにくくなることが予想されます。患者に対してよい医療を提供するためにも、決してそのようなことにならないように、日頃から気をつける必要があります。

B. 悪口に隠された本音を慮る

ただし、患者によっては医師に伝えたいことがあるがうまく伝えられず、グチや悪口となって表現されている場合もあります。そういう場合は、十分に話を聞き、橋渡しするのも薬剤師の務めでしょう。

例えば、薬が多いと感じているのに医師に言えない、逆に医師に症状を伝えても薬を増やしてくれないと感じている場合、「あの先生はわかっていない」「医師としてイマイチ」といった悪口として表現される場合もあります。

その場合は、なぜそう思ったのかを聞き、何らかの誤解がある場合は、患者の心情に配慮しながらその誤解を解くような説明が必要でしょう。

また、症状が医師にうまく伝わっていないようであれば、上手な伝え方を教えたり、薬剤師がトレーシングレポートで患者の状況を医師に伝えるなどの工夫ができるのではないでしょうか。グチや悪口に隠れた患者の本音を知ることが大切です。

9.6 お薬手帳を提示してくれない患者

お薬手帳を持参しない患者は、お薬手帳を持つメリットを十分に感じてい

ないことが多いといえます。まずは、お薬手帳を持つことで得られる患者さんのメリットをわかりやすく説明するようにしましょう。

他医療機関から処方された薬との重複や相互作用が確認できるのはもちろん、例えば、急に体調が悪くなり医療機関に搬送されたとき、お薬手帳を携帯していれば、医師や薬剤師が服用薬から既往歴や現病歴を把握でき、アレルギー歴や副作用歴なども確認でき、より適切な医療が受けられるでしょう。

また、災害時にかかりつけの医療機関や薬局が被害を受けた場合、お薬手帳があれば他院や他の薬局で、スムーズかつ適切に普段服用している薬を交付してもらいやすくなります。

そうした具体的なメリットを紹介しながら、お薬手帳が自分自身の医療記録であり、医療者同士が共有する媒体として有用であることを改めて説明するようにしましょう。

服薬説明の際に、お薬手帳を見せながら、薬剤名の横に「30分横にならない」などと用法の注意点を記載したり、副作用の初期症状などを書き入れながら話すことで、手帳の有用性を意識づけられるでしょう。

また、患者に検査値やちょっとした体調の変化を記入してもらうなど、療養記録として活用してもらうのもよいでしょう。

9.7 代理人が患者の状況を把握していない

患者の代理人が薬を受け取りに来た場合、まず確認したいのが、患者本人との関係性です。家族なのか、家族であればどういう関係なのか、患者と同居しているのか、介護などにどの程度関与しているか、患者の疾患や容態、服薬状況などをどの程度把握しているのか、などを確認します。

薬の受け取りに来る代理人にはさまざまな人がいます。同居するご家族であれば、キーパーソンとして患者の状況をある程度、理解しているケースが多いといえますが、必ずしも皆がそうとは限りません。

代理人がキーパーソンであり一緒に暮らしていても、「薬のことは本人任せ」といった場合もありますし、一緒に暮らしていないが頼まれて薬を取りに来たといった場合など、患者の病気や薬についてよく理解していない代理人も多いかもしれません。

特に、初めてその患者の処方箋を応需した場合には、確認すべきことが多

くあり、代理人がすべてに答えられない可能性があります。そのような場合は、用法・用量や服用上の注意点など服薬するうえで必要な事項を代理人に伝えつつ、聞き取れなかった事項について、代理人が患者と一緒にいるときに電話などで確認する、患者本人と直接話すといった方法を検討しましょう。

その際には、「初めてお薬をお渡しするうえで、安全にお薬を服用してもらうために確認したいことがありますので」などと前置きしたうえで、どういったことを確認したいかを具体的に伝えておくとスムーズでしょう。

電話が難しい場合は、自宅に訪問する居宅療養管理指導を提案するのも一法です。

9.8 ハンディキャップのある患者

A. 麻痺のある患者は「何ができないか」をまず確認

麻痺がある患者の場合、まず何ができて何ができないか、内服薬であればPTPシートから出せるか、一包化薬を開封できるか、外用薬であればきちんと使えているかなど、状況を確認するところから始めましょう。

麻痺がなくても手指が震えて細かい作業が難しいという高齢者は少なくありません。開封できるけど落としてしまうなどもありますので、服薬するうえで困っていないか、定期的に確認することが大切です。

また、外用薬については、適量を使用できているかの確認も大切です。例えば軟膏剤などであれば、チューブのキャップは開けられるか、チューブから薬剤を押し出せるか、十分量を塗布できているかといった点がポイントです。塗布できないようであれば、それをサポートする自助具などを提案しましょう。

内服薬であれば、残薬で服薬アドヒアランスをある程度、把握できますが、外用薬は残薬からアドヒアランスを把握しにくいといえます。例えば、軟膏やクリームであれば1FTU（finger tip unit）、ローションなら1円玉1個分など、わかりやすい基準を示すことも大切です（図9.1）。

点眼薬やピコスルファートナトリウム内用液では、手の麻痺や震えによって適量を滴下できない場合があります。適量が使用できているか、困っていないか、確認が必要です。

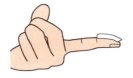

1 FTU　　　　　　ローションの場合：1円玉1個分

外用薬では、使用量の基準をわかりやすく示すことが大切です。
左：人差指の先端から1つ目の関節の長さまで出した量である「1 FTU」。チューブの穴の直径が5 mm程度の場合は約0.5 gに相当し、ステロイド外用薬だと成人の手の面積約2枚分に塗る量とされています。
右：ローションの目安。1円玉1個分が1 FTUに相当すると考えられます。

図9.1　外用薬の使用量の基準

B. 耳が遠い患者はツールなどを用いて

　耳が遠い患者への服薬指導では、ゆっくりはっきり話すこと、言葉だけでなく、薬剤情報提供書や薬のパンフレットなど視覚的にわかるツールを活用し、重要なところにマーカーを引きながら説明する、大事なことは紙に書いて渡すなどの工夫が求められます。

　つい声が大きくなりがちですが、本人にとっては耳が悪いことを周りに知らせているような気がして嫌な気持ちになることもあるでしょう。患者の心情に配慮しながら声の大きさを考える必要があります。

　片耳だけが聞こえにくいという場合もあります。そうしたケースでは、聞こえる耳の側から話すことで聞き取りやすくなることもあるようです。

　「私の説明、聞き取りにくかったり、わかりにくかったりしませんか」と確認したり、患者自身にどのようなコミュニケーション方法がいいか尋ねてみてもいいかもしれません。

C. 見えにくい患者は文字の大きさ、色に工夫を

　高齢になると、白内障や緑内障などの目の疾患が増え、また老眼も相まって小さな文字などが見えにくいといった患者が増えます。小さな文字はもちろん、黄色、青色、グレーなどの色は判別がつきにくかったり読みにくかったりするようです。

　まずは、PTPシート、一包化薬、薬袋の文字が見えるか、インスリンや

第9章 特徴的な患者への対応

吸入薬を使っている患者ではカウンターの文字が見えているかなどの確認を行いましょう。

　一包化薬や薬袋に日付や用法を入れる場合には、その患者の見え方に応じて、黒ペンで大きく手書きするといったことが求められます。とにかく、視覚的にわかりやすく示すことが大切です。

　見えない患者には、服用時点によって錠剤の数を変える工夫をして、識別できるようにする、一包化の分包紙にホチキスの針を留めて、朝食後は針1個、夕食後は2個といったように針の数で服薬時点を区別してもらう、分包紙の端に切れ込みを入れ、そのパターンで服用時点を識別できるようにするなどの方法があります。患者と相談しながら、できるだけ手間をかけずに、飲み間違いを防げる方法を探っていくのがよいでしょう。

158

第10章 面分業と服薬指導

菊池千草

はじめに

　医薬分業とは、「医師が患者に処方箋を交付し、薬局の薬剤師がその処方箋に基づき調剤を行い、医師と薬剤師がそれぞれの専門分野で業務を分担し国民医療の質的向上を図るものである。」と定義されています[1]。病院の医師が書いた処方箋を病院内の薬剤部で調剤するのではなく、病院外の保険薬局で調剤することです。医療機関の近くで開業して、限られた少数の医療機関からの処方箋を受け付けている薬局の運営形態を「点分業」や「門前分業」というのに対して、不特定多数の医療機関からの処方箋を受け付ける運営形態のことを「面分業」といいます[2]。
　本章では、面分業での服薬指導の手順と工夫について解説していきます。

10.1 面分業の手順

　面分業では1人の患者が複数の医療機関を受診しているため、重複や相互作用に特に注意が必要です。そのため、患者からの情報収集が重要となります。面分業における服薬指導の手順を**図 10.1**に示します。
　以下、**図 10.1**に示した事項を行う際の工夫について、詳しく説明していきます。

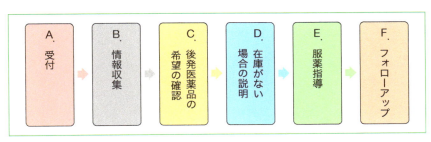

図10.1　服薬指導の手順

第 10 章　面分業と服薬指導

A. 受付

（1）書類の確認

　処方箋を受け付けたら、必要書類の確認が必要です。保険証、公費受給証明書、お薬手帳などを確認します。

　マイナンバーカードの保険証（マイナ保険証）に対応している薬局の場合、マイナ保険証の利用を勧めます。以下に示すメリットを説明していくとよいでしょう。

＜マイナ保険証のメリット＞
- 顔認証付きカードリーダーで受付が自動化できる。
- 過去の薬のデータが自動で連携される。
- 高額医療費制度が申請なしで利用できる。

　厚生労働省がホームページで公開している資料[3] を用いると説明しやすいでしょう。

（2）お薬手帳の確認

1）紙媒体：紙媒体のお薬手帳を持っていた場合、いったん預かり、投薬時に返却します。お薬手帳を預かる理由を以下のとおり説明するとよいでしょう。

＜お薬手帳を預かる理由＞
- これまでの薬の服用歴を確認することができる。
- 他の医療機関の薬との重複、相互作用がないか確認することができる。
- 今回の薬について記入する。

2）電子媒体：お薬手帳が電子媒体の場合は、スマートフォンを患者に操作してもらい情報を入手することになります。調剤とは関連のない個人情報も多く含まれるものなので、原則、操作は患者に行ってもらうようにしましょう。

3）持参していない場合：お薬手帳を持っていない患者には、お薬手帳をつくることを勧めましょう。お薬手帳を持参することは以下のようなメリットがあることを説明しましょう。

＜お薬手帳を持参するメリット＞
- 他の薬がわかるので、重複や飲み合わせの確認を薬剤師が行える。
- 薬局で支払う料金が安くなる。
- 災害時にお薬手帳の情報で薬を入手できる。

B. 初回利用者の情報収集

　処方箋やお薬手帳の情報と薬局内のデータと照合することで、初めて来局した患者かどうかを知ることができます。初めて利用する患者の場合は、調剤する前に慎重に情報収集することになります。これから信頼関係を構築していくことになるので、以下のことに注意して初回面談を行っていきましょう。

(1) 患者との位置の取り方

　距離は遠すぎても近すぎてもいけません。遠すぎる距離は患者の声が聞き取りにくく、表情を見ることができません。逆に近すぎる距離では患者に不安を与えます。お互い手を伸ばせば届く距離、お薬を手渡しできるくらいがちょうど良い距離です。通常のカウンター越しで話せばその距離となります。また、間にカウンターがあることは安心感を与えます[4]。

　患者との角度は初対面の場合は正面がよいと思います。お互いによく知らない関係の場合は適度な緊張感を持った正面が適切です。しかし、一緒に対策を考えたいときなどは、カウンターを出て、患者と90度の角度で話すとよいと言われています（図10.2）。このときは患者に触れることができる距離まで近づきましょう[5]。

(2) 話し方・聞き方

1) 話し方：初めて訪れた薬局では、患者は緊張していると思います。まずは患者の緊張をほぐすように笑顔で目を見て接しましょう（アイコンタク

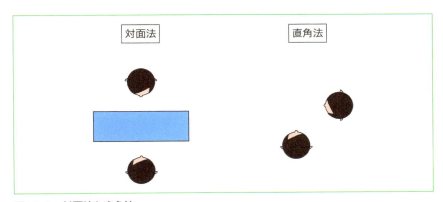

図10.2　対面法と直角法

ト）。アイコンタクトは3秒以上かけると相手は見てもらえたとわかるそう
です。話の内容や展開によっては笑顔を控えた表情にすることも必要です。
少し高めのトーンで滑舌よく挨拶をするとよいでしょう。特に耳の遠い高齢
者は大きな声よりも滑舌良い話し方が聞き取りやすいと言われます。

　敬意を持った話し方をするために言葉を選んで話しかけましょう。患者は、
年齢性別に関わらず「さん」づけで敬意をもって呼ぶとよいでしょう。名前
を呼ばれるとヒトは好感を持つと言われています。患者の名前を呼ぶことは
患者の信頼感を得ることにつながります。患者はお客様なので「様」と付け
て呼んでいる場合もあります。さまざまな考え方で意見が分かれているとこ
ろではありますが、「様」をつけて呼ぶことがモンスター患者の出現を招い
たという考えもあります[6]。患者と薬剤師は共に患者の健康を目指すパート
ナーです。対等な関係のときに使用される「さん」が望ましいと思います。

　話すスピードは、速すぎず遅すぎず相手のスピードに合わせるとよいと言
われます。これをペーシングと言います。また、聞き取りやすいスピードは
アナウンサーの話すスピードと言われます。1分間に300から350文字くら
いを話すスピードを意識してみるとよいでしょう。

2）聞き方：話し方以上に大切なのは患者の話をしっかり聞くことです。患
者の目をまっすぐ見ましょう。「私はあなたを受け入れます」という気持ち
を持って相手を見ると、その気持ちは伝わるそうです。話を聞くときは、う
なずき、相槌、繰り返しを効果的に使いましょう。ついつい「かしこまりま
した」や「ありがとうございます」を連発しがちですが、相槌は同じものば
かり使うと固い印象を与えます。バリエーションを持っておくとよいでしょ
う（表10.1）。

表10.1　相槌の例

意図	例
聞いてますよ	はい／そうなんですね／ふーん／そうですか
驚いたとき	えー
感心したとき	すばらしいですね／へぇー／そうなんですか
困ったとき	うーん
同意しかねるとき	そうかもしれませんね

また、大切な情報はメモをとりながら聞きましょう。メモをとることに否定的な意見もありますが、メモをとることで「話を聞いてくれている」という安心感を患者に与える効果があります。ただしメモを見るのは書く瞬間だけにしましょう。メモばかり見て患者を見ないと、患者に「私に興味を示さない」と思われ逆効果となります。

(3) 患者への確認事項

初回利用の患者には**表10.2**に示したような情報を、聞き取る理由を説明しながら確認する必要があります。すべての質問の理由を説明する必要はないと思います。しかし、患者の表情をよく見て、疑念を抱いているようであれば、質問する理由を説明しましょう。

表10.2　初めて来局した患者に確認すべき事項と理由

確認事項	理由
アレルギー歴	薬の成分でアレルギーを起こさないようにする
副作用歴	副作用防止
他科、他院の受診の有無	薬の重複や相互作用の予防
現在使用中の薬（OTCも含む）	薬の重複や相互作用の予防
現在使用中の健康食品、サプリメント	相互作用の予防
かかりつけ薬局の有無	情報提供義務がある
服用しにくい剤形の有無	剤形変更を検討し、疑義照会する

C. 先発医薬品と後発品医薬品の説明

医療費抑制のために薬剤師は、後発医薬品の使用を促進することが求められています。処方箋に変更不可の指示がない限り、後発医薬品に変更することができます。後発医薬品の情報を得ていない患者の不安を減らすように、以下の特徴を丁寧に説明しましょう。

　　＜後発医薬品の特徴＞
　　●後発医薬品は先発医薬品と成分は同じ。
　　●後発医薬品は先発医薬品と比較し支払い金額が安く済む。
　　●後発医薬品を選択することで国の医療費を減らすことができる。

しかし、後発医薬品に変更するかどうかは患者の自由です。無理強いはし

第 10 章　面分業と服薬指導

ないよう注意しましょう。

ミニメモ　長期収載品の選定療養について

　2024 年 10 月 1 日から「長期収載品の選定療養」制度が始まりました。選定療養とは患者が自ら希望して選ぶ療養で、保険導入を前提としない療養のことです。例えば、差額ベッドや大病院の初診に特別に料金を支払うことです。

　今回、長期収載品（後発医薬品のある先発薬品）も選定療養の対象となりました。患者は先発医薬品と後発医薬品の価格差の 4 分の 1 を、従来の先発医薬品の患者負担分に上乗せして支払います。もし、患者が先発品を希望した場合、薬剤師は特別料金が必要なことを説明し、後発品に変更希望はないか確認します。説明の際には実際にどれだけの価格になるか、先発医薬品と後発医薬品の具体的な金額を示すとよいでしょう*。

　しかし、例外もあります。①承認された効能・効果に違いがある、②患者が以前に後発医薬品を使用した際に副作用を起こしたり、効果に問題があったりした、③学会のガイドラインで後発医薬品へ切り替えないことが推奨されている、④患者が飲みにくい、薬に吸湿性があり、一方化できない、⑤流通の問題で在庫がない場合です。以上の例外を考慮して、慎重に取り扱いましょう。

＊厚生労働省の HP に、詳しい説明が記載されています。（https://www.mhlw.go.jp/stf/newpage_39830.
　html：2024 年 10 月アクセス）

D.　在庫がないときの説明

　出荷調整がかかっている医薬品であったり、薬局の在庫が切れていたりすることで薬をその場で用意できないこともあります。患者を待たせる時間を減らすために、わかった時点で早めに伝えるとよいでしょう。話す前に医薬品卸に連絡し、納品予定を把握しておくのも 1 つの手段です。患者にはお詫びの言葉に続いて丁寧に説明して理解を得ることが必要となってきます。

　　＜薬をその場で用意できないときに、伝えるべきこと＞
- 薬局に在庫がない理由。
- 用意できる見込みの日時。
- 用意した薬の受け取り方法。

　患者にとっては必要な薬をすぐ使うことができないわけですから怒りを感じたり、不満の気持ちが膨んだりすると思います。在庫がないことを解決することにできませんが、患者の不安を解くために丁寧に説明し、患者の希望を聞くことは重要です。場合によっては、すぐに服用しなければならない薬かもしれません。そのときには他の薬局に行くことを勧めるのも誠実な対応です。

E．服薬指導

（1）あいさつと場所

　服薬指導では初めに「お待たせしました」という言葉を時間の長短に関係なくかけましょう。時間の感覚は人によって異なるからです。場所はカウンター越しに立ったまま行うことが多いと思います。しかし、以下の場合は仕切りなどで目隠しされた落ち着いた環境で座って話ができる場を用意する必要があります。

　　＜個別の環境を用意すべきケースの例＞
- 患者が希望する場合。
- プライバシーに配慮する内容と薬剤師が判断した場合。
- インスリン注入器や喘息の吸入器などの指導を行う場合。

（2）薬剤情報提供書

　薬の説明をする際に、患者は口頭説明だけでは理解できないことがあります。また、一度聞いただけでは忘れてしまうこともあるでしょう。そこで、薬剤情報提供書を作成します。写真入りならよりわかりやすいです。これを患者のほうに向けて指差ししながら説明すると患者は理解しやすいです。また、薬剤師が話さなければならないことを忘れてしまうことを防ぐこともできます。薬剤情報提供書には以下の情報を記載しましょう（表10.3）。作成ソフトも販売されていますので、利用するのもよいでしょう。

表10.3　薬剤情報提供書に記載すべき事柄

・商品名
・用法用量
・日数
・作用
・副作用などの注意事項
・薬局の名前、住所、電話番号

（3）2回目以降

　2回目以降の患者には、初めに服薬状況を確認しましょう。また、薬の効果と副作用についても確認しましょう。この内容によっては必要であれば直ちに医師に疑義照会しましょう。

（4）リフィル処方箋

　症状が安定している患者について、医師の処方により医師および薬剤師の適切な連携のもと、一定期間内に反復利用できる処方箋をリフィル処方箋といいます。最高3回まで使用することができます。その間、患者は医療機関を受診しません。そこで、薬剤師が患者の服薬状況や状態を確認しなければなりません。以下のことを確認するとよいでしょう。

＜リフィル処方箋の患者に確認すべきこと＞
- 薬の服用で困っていることはないか。
- 飲み忘れることはないか。
- 飲むタイミングは適切か。
- 飲む量は正しいか。
- 体調の変化はないか。
- 副作用の症状はないか。

　また、次回受診日を聞き取って、処方箋に記入し、受診を忘れないように伝えます。

F. 継続的フォローアップ

　来局日から次の来局日までの間、薬剤師は必要な患者に対し継続的に薬学的管理を行うことが義務付けられています。必要な患者とは以下のような患者が考えられています。

＜フォローアップが必要な患者＞
- 飲み忘れが懸念される患者。
- 副作用の発現が懸念される患者。
- 薬物療法の継続に問題がありそうな患者。

　フォローアップのタイミングは患者や薬に合わせて判断します。例えば、飲み忘れが起こりやすそうな4日後、副作用が発現しやすい時期、介護人がいない日などが考えられます。確認方法は、電話や訪問などが多いですが、SNSやオンライン会議システムなどの利用も進んでいます。患者にフォローアップの連絡をすること、なぜフォローアップが必要なのか、連絡する日時、連絡する手段を説明、相談し、理解を得ておきましょう。

　ここでは、最もよく使われている電話でのフォローアップについて解説します。確認することはリフィル処方箋のときと同じです。ただし、電話から得られる情報は音声のみです。音声に集中して以下のことに注意して聞き取

りましょう。

＜電話でのフォローアップで注意すべきこと＞
- 声の調子がいつもと同じか。
- 質問に対し的確な回答ができているか。
- 背後から聞こえる音に異常がないか。

10.2 多角的にみることの大切さ

　面分業における服薬指導では、患者を１つの疾患の１つの処方箋からだけでなく、多角的にみることが大切です。１人の生活者として、患者の習慣、家族、環境、価値観すべてを考慮するということです。地域の薬局の薬剤師として、患者を家族も含め長期にわたり見守っていく気持ちで接することが望まれます。

参考引用文献

1) 厚生労働省：平成23年版厚生労働白書資料編2保険医療（4）医薬品等, 医薬分業（23010237. pdf）＜概要＞医薬分業の体制　https://www.mhlw.go.jp/wp/hakusyo/kousei/11-2/kousei-data/PDF/23010237.pdf
2) 木村真也：レセプトを読み解く 医薬分業率6割超時代の「面分業」は？　日経メディカル, 2010/09/02
3) 厚生労働省：マイナンバーカードの健康保険証利用について〜医療機関・薬局で利用可能〜, 令和4年1月　https://www.mhlw.go.jp/content/10200000/000577618.pdf
4) 渋谷昌三：人と人との快適距離 パーソナルスペースとは何か, アドレナライズ, 2018
5) 日本ファーマシューティカルコミュニケーション学会監修, 後藤惠子, 井手口直子編：ファーマシューティカルケアのための医療コミュニケーション, 南山堂, 2014
6) 岩田健太郎：「患者様」が医療を壊す, 新潮社, 2011

第 11 章　薬剤の調製と服薬指導

第**11**章

薬剤の調製と服薬指導

井上 裕

はじめに

　薬剤師は、患者の健康を守るために不可欠な役割を果たしており、特に薬剤の調製においてその専門性が求められます。調剤技術は、正確さと丁寧さを要し、患者の立場に立ったサービスを提供することが重要です。

　薬剤の調製には、錠剤、散剤、軟膏剤といった多様な形態があり、小児調剤や高齢者へのケアも含まれます。かかりつけ薬剤師として、患者一人ひとりに寄り添った、処方箋に基づく薬剤の調製が必要でしょう。在宅医療の普及が進むなか、薬剤管理や持参薬の確認はますます重要となっており、薬剤の業務として薬剤管理そして服薬支援の役割も大きくなり、患者が安心して薬を使用できるようサポートすべきです。また、処方箋に基づいた調剤監査は、薬剤の適正使用を確保するための重要なプロセスであり、疑義照会を通じて医師との連携を強化し、処方内容に関する不明点を解消します。また、服薬指導は、患者が薬の効果を理解し、正しく服用できるようにするための重要な業務です。

　このように、薬剤の調製は単なる業務ではなく、患者の QOL を向上させるための重要な医療支援です。昨今、多職種連携を図りながら、薬剤師はその専門知識と技術を駆使し、よりよい医療環境の構築に貢献しています。本章では、薬剤の調製の基本事項について記載したので参考にしてください。

11.1 ｜ 処方箋の形式と処方内容の監査

A. 処方内容の監査

　処方箋監査（処方箋鑑査）は、薬剤師法で定められた薬剤師の調剤業務の一環であり、医師が作成した処方箋の記載内容に誤りがないかを確認する、薬剤師の重要な役割の 1 つです。処方箋監査では、「形式的監査」と「処方監査」を行います。

> **薬剤師法（処方せん中の疑義）**
> 　第24条　薬剤師は、処方せん中に疑わしい点があるときは、その処方せんを交付した医師、歯科医師又は獣医師に問い合わせて、その疑わしい点を確かめた後でなければ、これによって調剤してはならない。

（1）形式的監査（処方箋の記載事項に漏れ・誤りがないか確認するための監査）

　院外処方もしくは院内処方ともに、必要事項が漏れなく記載されているか、記載事項に間違いはないか、確認を行います。近年、患者が処方箋を偽造（模倣）するケースもあるので、漏れや間違いだけでなく、処方箋そのものの真偽の判断も行います（図11.1）。

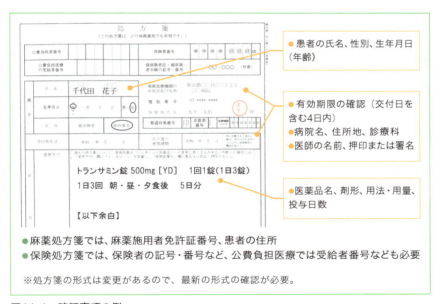

図11.1　確認事項の例

（2）処方監査（処方内容が患者にとって適切かどうか確認するための監査）

　処方履歴や患者の薬歴などから、今回の処方箋で指示されている薬が患者にとって適切なものかを確認します（表11.1）。

第 11 章　薬剤の調製と服薬指導

表11.1　処方監査の項目

1）調剤薬の特定	●3 要素（商品名、剤形、含量）の確認 ●接頭・接尾記号を含む製品名に注意
	調剤薬の特定の例 ●商品名：トラネキサム酸 ●剤　形：カプセル剤（左）と錠剤（右） ●含　量：250mg（左）と 500mg（右） ●会社名：「旭化成」（左）と「YD」（右）
2）分量、用法・用量	●特に処方量を注意すべき医薬品 ●配合製剤成分による過重投与 ●服用時期が決まっている薬剤 ●外用薬の場合は使用部位
3）警告・禁忌	（添付文書 要確認）
4）相互作用	（添付文書 要確認）
5）使用上の注意	●重大な副作用の初期症状 ●必要な検査の実施
6）配合変化	●処方薬の化学構造、性状から考える
7）臨床検査値	●肝機能、腎機能、その他疾患特有の検査項目 ●選択された処方薬と投与量の妥当性 ●投与間隔への影響
8）処方全体の考察	●処方の薬学的考察 ●疑問な点は添付文書で確認
9）薬歴の確認、アレルギー歴など	●前回処方の処方内容の変更点 ●処方内容の確認 ●検査の必要性 ●重複処方、禁忌、相互作用等

＜確認事項の例＞

● 患者の薬歴

● 重複投与、投与禁忌の有無

● 他に服用している薬がある場合は、その薬との相互作用の有無

● アレルギー、副作用や既往歴の有無、たばこや飲酒などの嗜好品

● 後発医薬品の選定：患者の理解と同意、医師との情報共有が必要であり、変更可能な後発医薬品がある場合は、患者の希望を考慮し、経済性や安

定供給を踏まえて製品を選定。

なお、処方箋監査のなかで疑わしい事項が出た場合は、処方箋の作成者に確認をとることが薬剤師法で義務付けられています（**疑義照会**）。

11.2 薬袋の作成と秤取量の計算

A. 薬袋・薬札（ラベル）の作成

（1）調剤した薬剤に適した薬袋を選択
薬剤の大きさと数量で、どの程度の嵩になるかを予測して薬袋を選択します。

（2）薬袋（薬札）に記載する事項
1）法令で決まっている項目：患者氏名、用法・用量、調剤年月日、調剤した薬剤師の氏名、調剤施設（薬局、病院、診療所）の名称、所在地（薬剤師法第25条、同施行規則第14条）。

2）法令では決まっていないが記載する項目：処方番号（薬袋の総数とその何番目か）

3）原則として記載する項目（施設により異なる項目）：医薬品名、診療科名、受付番号。

4）その他、必要に応じて記載する事項：視覚障害者向けの点字、記号など。

B. 秤取量の計算

（1）散剤の場合
例1）カロナール細粒20%

　　1回300mg　頓用
　　発熱時（38.5℃以上）　5回分

$$カロナール$$
$$20\% = 200\,mg/g$$
$$\frac{300\,mg/回}{200\,mg/g} = 1.5\,g/回$$
$$1.5\,g/回 \times 5回 = 7.5\,g$$

例2）ムコダイン DS 50%

1回 300 mg（1日 900 mg）（原薬量として）
1日3回　朝昼夕食後　7日分

ムコダイン
$$50\% = 500\,mg/g$$
$$\frac{900\,mg/日}{500\,mg/g} = 1.8\,g/日$$
$$1.8\,g/日 \times 7日 = 12.6\,g$$

（2）水剤の場合

例）アスベリンシロップ「調剤用」2%

1回 10 mg（1日 30 mg）（原薬量として）
1日3回　朝昼夕食後　7日分

アスベリン
$$2\% = 20\,mg/mL$$
$$\frac{30\,mg/日}{20\,mg/mL} = 1.5\,mL/日$$
$$1.5\,mL/日 \times 7日 = 10.5\,mL$$

11.3 ┃散剤の調剤

A. 散剤計量調剤の特徴と注意点

● 処方箋に記載された医薬品を正確に秤量する。
● 常時クロスコンタミネーションの防止に注意し、乳棒、乳鉢、秤量皿（紙）、調剤器具・機器に他の散剤が付着していないか確認する。
● 散剤は小児に用いられることが多いため、成分量や賦形剤の添加に特に注意する。
● 散剤調剤では、向精神薬や抗がん薬の秤量ミスによる死亡事故を含む医療事故が多発しており、厳重な注意が必要である。

B. 散剤調剤の流れと方法

（1）流れ

❶処方監査 ➡ ❷秤量 ➡ ❸混和 ➡ ❹分割分包 ➡ ❺調剤薬監査

(2) 準備するもの（図11.2）

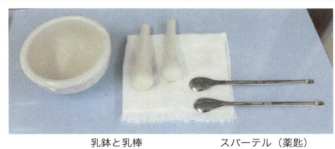

乳鉢と乳棒　　　　　　スパーテル（薬匙）

図11.2　準備するもの

(3) 秤量の準備と流れ（表11.2）

表11.2　秤量の準備

1）クロスコンタミネーション（他の散剤による汚染）の防止	●乳鉢、乳棒、スパーテル、秤量皿、調剤器具などに、他の薬剤が付着していないことを確認する。
2）天秤の調節・確認	●天秤の水平とゼロ点を調節、確認する。定期的に分銅を用いて検査する。 ●電子天秤は、通常レンジ切り替えにより 10 mg まで読み取りができる（感量 100 mg）。
3）秤取する量を計算し、秤取量を処方箋の裏面などに記載する	●この際、希釈散（倍散）、成分量に注意する。 ●少量の薬剤を秤量する際は、指針（調剤内規）に従って賦形剤を添加する。
4）装置瓶（または市販の散薬瓶）の選択	●処方箋中の医薬品名と装置瓶のラベル、医薬品の形状、色調を確認する。
5）秤量	●通常、投薬日数に対する総量を一度に秤量する。ただし、散剤分包機の最大分割数や特性に応じて調整する。 ●秤量した散剤の中間監査を行う場合、秤量後すぐに乳鉢に入れず、中間監査用の厚紙の上に秤量順に並べて置く。

（4）秤量の実際（図11.3～11.6）

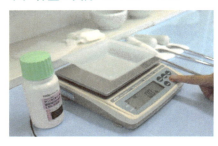

- 秤量100 g、感量0.1 gの天秤などを用いる。
- 天秤は風や振動の少ない場所で使用する。
- 操作の前に、水平調整装置により水平を確かめる。
- 秤量前には、秤量皿（秤量紙）を載せてゼロ点を合わせる。

図11.3

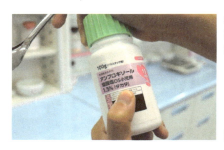

- スパーテルを持ち、処方箋にて調剤すべき薬剤名と散薬瓶のラベル（薬剤名）を確かめ、散薬瓶を取る。

図11.4

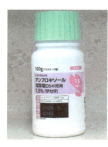

- 散薬瓶のラベルに記載されている医薬品の種類、規格（希釈散）を確認。
- 色調、結晶形など品質も確認する。

図11.5

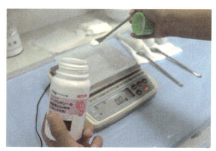

- 薬剤を秤量するときには、散薬瓶のラベルを再度確認する。
- このとき、瓶の中に入っている薬剤が表示と一致しているか確認する。秤量後に棚へ瓶を戻す際にも、再度薬剤名を確認する。薬剤の確認は、指差し・声出しの両方で行う（3回確認）。

図11.6

(5) 混和（図11.7）

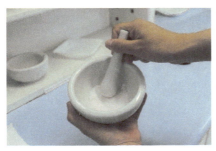

- 乳棒を乳鉢に垂直に保持し乳鉢を動かしながら、乳鉢の中心から外側に10回、次いで逆周りで外側から中心に10回を、3セット繰り返して混和する。目安として合計60回の混和を行う。
- 使用する乳鉢の大きさは、秤量し混和する薬剤の深さが3分の1を超えないものを選ぶ。

図11.7

(6) 分割分包

作業は以下のとおりです。

1) 印字、分包数の設定
2) 分包機のVマス内の清掃
3) 分包機への充填（図11.8）
4) 均一化（図11.9）
5) スタート
6) 分包後回収（図11.10）

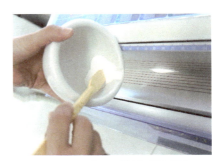

図11.8　Vマス内への散剤の流し込み

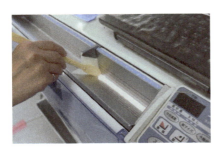

図11.9　専用プラスチック板での均一化

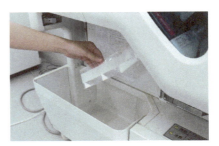

図11.10　分包後回収（分包機下部）

（7）調剤薬監査

散剤の調剤薬監視は、再度、薬用量に重点をおいて監査します（図11.11）。

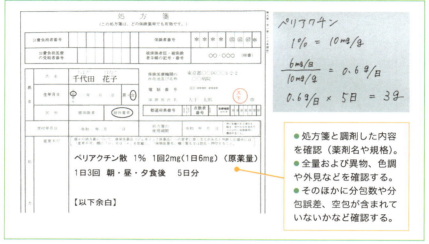

図11.11　処方箋と秤取量

11.4　液剤の調剤

A. 内用液剤調剤の特徴と注意点

（1）内用液剤とは

液状の製剤で、シロップ剤、懸濁剤、エリキシル剤、リモナーデ剤などがあります。この中で、シロップ用剤（ドライシロップ剤とも呼ばれる）は通常散剤として調剤します。内用液剤の特徴を表11.3にまとめました。

表11.3　内用液剤の特徴

メリット	デメリット
● 小児や乳幼児でも服用させやすい。 ● 他の剤形（錠剤・カプセル剤・散剤）に比べて消化管での吸収が速く、消化管から直接吸収されるため血中濃度の上昇が速い。	● 液状のため、温度、pHの変化の影響を受けやすい。 ● 微生物による汚染リスクが高い。 ● 持ち運びに不便である。

（2）液剤計量調剤の注意点
- 小児・乳幼児に対して処方されることが多いため、薬用量に特に注意する。
- 配合変化を起こすことがあるので注意する。
- 服用時に患者が正確に必要量を計量・秤取できるように、十分配慮する必要がある。

B. 液剤調剤の流れと方法

（1）流れ（図11.12）

- ❶ 処方監査（分量や配合変化）
  - → ❷ 薬剤秤取量の計算（賦形を要する場合には賦形量、全量も計算）
    - → ❸ ラベルの作成
      - → ❹ 投薬瓶の選択と秤量用器具の準備
        - → ❺ 秤量（必要時には賦形）
          - → ❻ ラベルの貼付
            - → ❼ カップまたはスポイトを添付、1回服用量の指示
              - → ❽ 調剤薬監査

図11.12　液剤調剤の流れ

（2）準備するもの（図11.13）

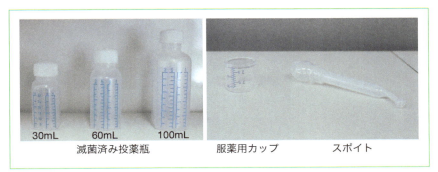

図11.13　準備するもの

（3）投薬瓶の選択と秤量器具の準備（図11.14）

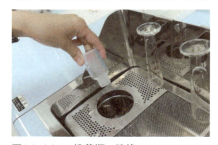
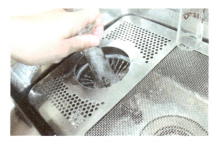

図11.14a　投薬瓶の洗浄　　　　図11.14b　メートグラスの洗浄

　mL投与の場合は処方薬剤の総秤取量と賦形剤の量から、容器の目盛りで投与量の指示を行う場合は、総秤取量と投与回数（目盛り数）から投薬瓶を決めます。
　そして、投薬瓶（図11.14a）やメートグラス（図11.14b）など、秤量に使用する器具を洗浄します。

（4）秤量（必要時には賦形）

　図11.15に手順をまとめました。

Memo

11.4 液剤の調剤

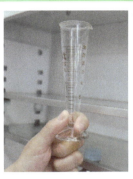

①メートグラスは親指と人差し指で挟み、その他の指で支える。

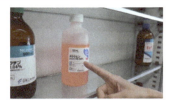

②薬瓶を棚から取る際に指差し確認を行い、秤量後に棚へ戻す際にも再度薬剤名を確認する。確認は、指差しと声出しを用いて3回行う。

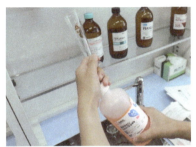

③薬瓶のふたは小指で開ける。ふたを閉める際には、メートグラスを傾けて薬液をこぼさないように注意する。

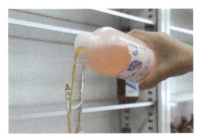

④メートグラスを左手に持ち、右手に薬瓶を持って操作する。薬剤を秤量する前にラベルを再確認する。薬瓶の口は秤量器具の口につけない。

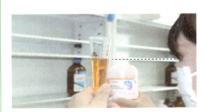

⑤秤取量の確認
メニスカスの一番くぼんだ部分と目線の高さを合わせ、水平方向から目盛りを読み取る。

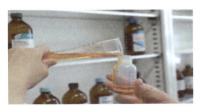

⑥メートグラスから投薬瓶への薬液の移し替え
メートグラスは逆の手に持ち変えずに移す。
秤量器具の口は投薬瓶の口につけてよい。

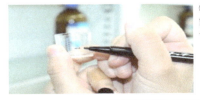

⑦1回服用量の指示
計量カップ（mL投与の場合）に
1回服用量の印をつける。

図11.15 秤量の実際

(5) 調剤薬監査（図11.16）

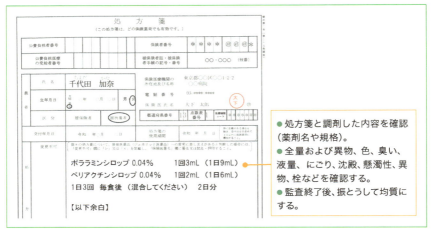

図11.16　調剤薬監査

C. 内用液剤に使用する水および器具

(1) 水

内用液剤に使用する水は、通常、精製水または水道水です。精製水は細菌による汚染に注意します。

(2) 秤量用器具

液剤に用いる代表的な秤量用器具としてメートグラス、メスシリンダー、ピペット、滴瓶などがあります。

①**メートグラス**：水剤はメートグラスを用いて秤量し、飲みやすい容量へ調製します。一般的に、20, 30, 50 mLが繁用されています。

②**メスシリンダー**：メスシリンダーにはJIS規格のAクラスやBクラスの誤差のものも市販されているので、より高い精度が必要な液剤の調製には、これらのものを使用します。特に精度の高い器具は、乾燥時にあまり高温で行うと目盛りに誤差を生じることがあるので注意します。

③**ディスペンサー**：粘稠性の内用液剤やTDM対象薬剤（フェノバールエリキシルやジゴシンエリキシル）を秤量する際は、ディスペンサーを使用すると正確に移し出せ、調剤の精度が向上します。使用時は、各内用液剤の秤量前後に精製水で清浄し、清潔に保ちます。専用のディスペンサーは必須では

ありませんが、着色しやすいファンギゾンシロップなどには専用のものを推奨します。

D. 内容液剤の配合変化

懸濁型シロップでは再分散性が悪いことがあり、溶液型シロップでは化学反応や沈殿により配合が不可能になることが多いです。また、pH の大きく異なる製剤どうしは、配合変化を起こすリスクが高くなります（表11.4）。

表11.4　内容液剤の配合変化（シロップ剤）

	アスベリン	ペリアクチン	ポララミン	ムコダイン	ベネトリン
アスベリン		沈殿	沈殿	沈殿	沈殿
ペリアクチン	沈殿		○	○	○
ポララミン	沈殿	○		○	○
ムコダイン	沈殿	○	○		○
ベネトリン	沈殿	○	○	○	

11.5 ┃ 注射剤の調製

A. 注射剤調製時の注意点

注射剤の調製には多くの注意が必要です。例えば輸液の調製では、細菌汚染を防ぐためクリーンベンチ（無菌状態で作業するための装置）を使用して無菌的に無菌調製を行う必要があります。また、抗がん薬の輸液や放射線医薬品を扱う際は、安全キャビネットなどを使用し、調製者への曝露や放射性物質が漏れることを防止する必要があります。

B. 注射剤の調製の流れと注意点

(1) 流れ

図 11.17 に手順をまとめました。

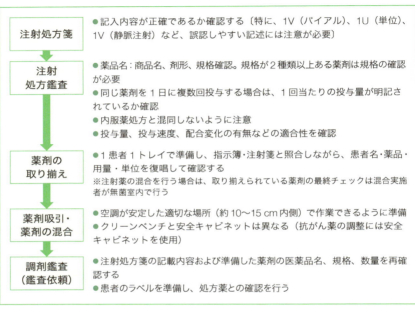

図11.17 注射剤の調製の流れ

(2) 注射処方箋の標準的な記載事項（図 11.18）

1) **薬品名**：商品名、剤形、規格（日本語で記載）を確認。規格が複数ある場合は適切な規格を確認します。

2) **投与量（用量）、投与方法**：数量（本、アンプル、バイアル）、単位など A（アンプル）、V（バイアル）などは間違いやすい点です。U、IU、iu などの単位で表記がされている場合は特に注意が必要です。

3) **輸液など（液体の薬剤）の容量**：mL で記載。

4) **投与ルート**：複数の投与ルートがあることも多いです。

5) **投与時刻**：投与開始時刻は 0 〜 24 時表記で記載。

6) **投与速度**：速度は mL/hr で示されています。

7) 注射処方箋オーダーと病棟使用時の使用量が違う場合は、薬品名（規格または容量）、用量＋希釈用注射液名を確認。

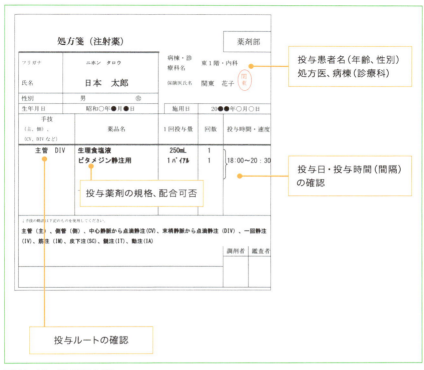

図11.18　注射処方箋

(3) 処方監査

投与量、投与速度、混合による配合変化（表11.5)[1] などの適否を確認します。

第 11 章　薬剤の調製と服薬指導

表11.5　おもな注射剤のpH（配合変化へ注意）[1]

ボスミン注	2.3 ～ 5.0	酸性
プリンペラン注射液	2.5 ～ 4.5	
インデラル注射液	2.8 ～ 3.5	
セレネース注	3.5 ～ 4.2	
5%ブドウ糖注射液	3.5 ～ 6.5	
ビタメジン静注用	約4.5	
メイロン静注	7.0 ～ 8.5	
フェノバール注射液	7.5 ～ 9.4	
ラシックス注	8.6 ～ 9.6	
ソルダクトン静注用	9 ～ 10	アルカリ性
イソゾール注射用	10.5 ～ 11.5	
アレビアチン注	約12	

11.6 ┃ 品質管理

A. 保存条件

　医薬品は、温度、湿度、光などの環境要因により品質が劣化する可能性が
あり、各製品ごとに定められた保存条件に従う必要があります。これに従っ
ていない場合には、有効期限内であっても有効性や安全性が保証されません
（表11.6）。

　薬品庫内の温度は通例30℃以下に保つべきであり、凍結を避けて低温で
保存します。

●冷所保存製剤

　・坐薬：ボルタレン® 製剤など（→体温で基剤が融解するように調製され
　　ていて、温度が高くなると基剤が溶け、形状が変わってしまう場合があ
　　る）

　・インスリン製剤：ノボラピッド® など（→開封前までは凍結を避け冷
　　所に保存。高温下では蛋白質が変性してしまう可能性がある）

11.6 品質管理

表11.6 第十八改正 日本薬局方で規定する温度の範囲

標準温度	20℃
常温	15 ～ 25℃
室温	1 ～ 30℃
微温	30 ～ 40℃
冷所	1 ～ 15℃の場所（別に規定するもののほか）

B. シロップ剤

　シロップ剤は小児に使用されますが、使用法と管理には注意が必要です。原液には防腐剤が含まれており、細菌汚染のリスクは低いですが、加水すると防腐剤が薄まり、汚染の可能性が高まります。これは、シロップ剤に甘味剤が含まれているためです。例えば、ポララミン®シロップ0.04％には白糖とD-ソルビトール液が添加されています[2]。保管に関して、シロップなどの液体の薬は、冷蔵庫に保管する際、凍ってしまわないよう冷凍室やチルド室には入れないこと、また、子どもがジュースと間違えて飲んでしまわないよう、子どもの手の届かない場所に保管することなどを服薬指導します。

C. 坐剤の保管方法

　坐剤は、小児や嚥下障害の患者に使いやすい剤形です。解熱剤（アセトアミノフェン坐剤）には油脂性基剤が、吐き気止め（ドンペリドン坐剤）やけいれん予防薬（ジアゼパム坐剤）には水溶性基剤が使われています。油脂性基剤を使った坐剤は、高温で溶けやすいため、真夏の時期や車内での保管に注意が必要です。一方、水溶性基剤の坐剤は高温で溶けにくい特性があります。基剤の特性を患者が理解することで、適切な保管につながります。

参考引用文献

1）赤瀬朋秀、中村均編：根拠からよくわかる 注射薬・輸液の配合変化 Ver2、pp.44-71、羊土社、2017
2）抗ヒスタミン剤ポララミン®シロップ0.04% 添付文書（2023年10月改訂（第1版））

Part III

医療情報の
伝え方

第12章　疾病に応じた医薬品
情報提供

第13章　注意事項等情報/
添付文書から見た患者指導

第12章 疾病に応じた医薬品情報提供

横山 聡

はじめに

　薬剤師は薬理や薬効といった専門的な情報について十分な知識を修得しています。そのため、患者に医薬品情報を提供する際、作用機序や薬効を詳しく説明してしまう傾向にあります。しかし、多くの患者は医薬品の作用機序や薬効といった情報よりも、当該医薬品によって自身の疾患が治癒するというアウトカムを求めているのです。そもそも、患者は、疾患が治癒する、あるいは改善することをモチベーションとして薬物治療を受けます。例えば、高血圧患者に対して降圧薬を投与するならば、当該患者は自身の血圧を下げたいという自発的な意欲に基づいて降圧薬を内服します。また、心不全患者に対して薬物治療が開始となったならば、当該患者はむくみや労作時の息切れ等の症状を改善させたいという自発的な意欲に基づいて薬物治療を受けます。したがって、患者のモチベーションを低下させるような事象、例えば副作用によって生活の質（QOL）が脅かされたり、薬物治療が中止になったりといった事象は望ましくないアウトカムとなります。薬剤師は、薬物治療のリスクとベネフィットを考慮したうえで、患者がベネフィットを享受しつつ、長期間にわたって安全に薬物治療を継続するという最大のアウトカムを得られるような情報提供をしなければなりません。

　超高齢社会である日本では、循環器疾患や糖尿病、脂質異常症、高尿酸血症、がんなどの罹患率の上昇が問題となっています。これらの疾患は加齢に伴って罹患率が上昇するのみならず、死亡率も上昇します。したがって、これら疾患の予防は大前提ではありますが、罹患者に対する適切な薬物治療の遂行も同時に求められます。患者は1種類の疾患を罹患しているのみならず、複数種類の疾患を同時に罹患しているケースも多く、多数の薬剤を服用していることがあります。慢性的な疾患であることから、長期間にわたって薬物治療を継続しなくてはなりません。薬剤師は、患者が現在内服しているすべての薬剤を把握するとともに、患者の病態ならびに薬剤の相互作用等に細心の注意を払い、安全な薬物治療を遂行しなくてはなりません。

　本章では、高血圧症や心不全、糖尿病、脂質異常症、高尿酸血症、がんを罹患した患者への医薬品情報提供時の注意点について述べます。

12.1 高血圧症患者に対する医薬品情報の提供

　日本の『高血圧治療ガイドライン2019』では、診察室血圧値140/90 mmHg以上あるいは家庭血圧値135/85 mmHg以上の高血圧の患者が血圧管理の対象とされています。血圧管理に用いられる薬剤としては、利尿薬、Ca拮抗薬、ACE阻害薬、ARB等が用いられます。必要に応じて複数の薬剤を組み合わせて薬物治療が行われます。

A. 利尿薬

　利尿薬は尿量を増加させ、体内の水分を減少させることによって降圧作用を示します。尿の産生が認められない無尿の患者や急性腎不全の患者には投与できません。利尿薬は作用機序の違いから、ループ利尿薬、サイアザイド系利尿薬、カリウム保持性利尿薬などに分類されます。

（1）ループ利尿薬

　ループ利尿薬は利尿効果の強い薬剤です。代表的な薬剤として**フロセミド**が挙げられます。夕食後に服用すると、夜間に排尿を催すため、日中に服用するよう患者に指導します。フロセミドは強い利尿作用によって電解質を体外へ排泄してしまいます。低ナトリウム血症が発現するおそれがあるため、デスモプレシン酢酸塩との併用は禁忌となっています。また、肝性昏睡の患者、体液中のナトリウム、カリウムが明らかに減少している患者には投与できませんので、患者の体液の状態を把握しておく必要があります。

（2）サイアザイド系利尿薬

　サイアザイド系利尿薬はループ利尿薬と比較すると、利尿効果は弱い薬剤です。代表的な薬剤として**トリクロルメチアジド**が挙げられます。フロセミドと同じように低ナトリウム血症が発現するおそれがあるため、デスモプレシン酢酸塩との併用は禁忌となっています。また、体液中のナトリウム、カリウムが明らかに減少している患者には投与できません。

（3）カリウム保持性利尿薬

　カリウム保持性利尿薬は、利尿効果が弱いため、ループ利尿薬やサイアザイド系利尿薬と併用されることが多い薬剤です。代表的な薬剤として**スピロノラクトン**が挙げられます。高カリウム血症を増悪させるおそれがあるため、高カリウム血症の患者、アジソン病の患者には投与できません。また、タク

ロリムスやエプレレノン、エサキセレノンと併用禁忌になっています。ミトタンの薬効をスピロノラクトンが阻害するおそれがあるため、ミトタンとの併用も禁忌となっています。

B. Ca 拮抗薬

Ca 拮抗薬は、血管の平滑筋を弛緩させ、血管を拡張させることによって降圧作用を示します。ジヒドロピリジン系の Ca 拮抗薬である**アムロジピン**の代謝には CYP3A4 が関与すると考えられています。グレープフルーツジュースに含まれる成分がアムロジピンの代謝を阻害し、アムロジピンの降圧作用が増強されるおそれがあるため、グレープフルーツに関する情報を患者に説明します。また、同じくジヒドロピリジン系の**アゼルニジピン**も CYP3A4 が代謝に関与するため、グレープフルーツジュースに関する情報提供が必要です。さらに、アゼルニジピンはアゾール系抗真菌薬や HIV プロテアーゼ阻害薬、コビシスタット含有製剤との併用が禁忌となっています。アゾール系抗真菌薬や HIV プロテアーゼ阻害薬を循環器科の医師が処方する可能性は低いため、他科からの処方を懸念し、患者のすべての内服歴を確認するとともに、禁忌の情報を提供します。また、アゼルニジピンは妊婦または妊娠している可能性のある女性には禁忌となっています。

C. ACE 阻害薬／ARB

ACE 阻害薬や ARB はレニン・アンジオテンシン系に作用する薬剤であり、ACE 阻害薬は内因性血管収縮物質であるアンジオテンシン II の合成を阻害することで、また、ARB はアンジオテンシン受容体を遮断することで降圧作用を示します。

ACE 阻害薬はブラジキニンの不活性化も阻害するため、ブラジキニンによって咳嗽（がいそう）が誘発されます。患者には咳嗽や嗄声（させい）、咽頭不快感が生じる可能性について事前に説明します。生命に危険を及ぼすことはありませんが、咳嗽によって生活の質が低下する場合は、ARB への薬剤変更も検討します。

ACE 阻害薬と ARB は共通して妊婦または妊娠している可能性のある女性、ならびに、直接的レニン阻害薬であるアリスキレンフマル酸を投与中の糖尿病患者に対して禁忌となっています。さらに、ACE 阻害薬はアンジオテンシン受容体ネプリライシン阻害薬（ARNI）を投与中の患者、あるいは

投与中止から 36 時間以内の患者などに対して禁忌となっています。ACE 阻害薬から ARNI へ切り替える際の投与間隔に関する注意点を患者に指導しなくてはなりません。

＜ ACE 阻害薬の禁忌＞
- 血管浮腫の既往歴のある患者
- デキストラン硫酸固定化セルロース、トリプトファン固定化ポリビニルアルコールまたはポリエチレンテレフタレートを用いた吸着器によるアフェレーシスを施行中の患者
- アクリロニトリルメタリルスルホン酸ナトリウム膜（AN69®）を用いた血液透析施行中の患者など

12.2 心不全患者に対する医薬品情報の提供

　高齢化に伴って心不全患者は増加傾向にあります。症状として、むくみや体重の増加、労作時の息切れ、呼吸困難などが認められます。薬物治療ではこれらの症状の消失と心機能の維持を目的とします。心不全に対する薬物治療としては β 遮断薬、アンジオテンシン受容体ネプリライシン阻害薬（ARNI）、ミネラルコルチコイド受容体拮抗薬（MRA）、SGLT2 阻害薬などが用いられます。

A. β 遮断薬

　β 遮断薬である**カルベジロール**や**ビソプロロールフマル酸塩**は古くから心不全の治療に用いられています。この 2 剤は、肺高血圧症による右心不全のある患者や強心薬または血管拡張薬を静脈内投与する必要のある心不全患者などに対して禁忌となっています。さらに、カルベジロールは β 非選択性であるため、気管支喘息、気管支痙攣のおそれのある患者に対して禁忌となっています。患者から既往歴を聴取して、禁忌に該当していないことを確認してから投薬を開始してください。

＜ β 遮断薬の禁忌＞
- 気管支喘息、気管支痙攣のおそれのある患者（カルベジロール）
- 糖尿病性ケトアシドーシス、代謝性アシドーシスのある患者
- 高度の徐脈（著しい洞性徐脈）、房室ブロック（Ⅱ、Ⅲ度）、洞房ブロックのある患者
- 心原性ショックの患者

第 12 章　疾病に応じた医薬品情報提供

- 強心薬または血管拡張薬を静脈内投与する必要のある心不全患者
- 非代償性の心不全患者
- 肺高血圧による右心不全のある患者
- 未治療の褐色細胞腫の患者

B. アンジオテンシン受容体ネプリライシン阻害薬（ARNI）

　アンジオテンシン受容体ネプリライシン阻害薬（ARNI）である**サクビト
リルバルサルタンナトリウム**は、アンジオテンシンⅡタイプ1受容体拮抗作
用とネプリライシン阻害作用により慢性心不全を改善させる薬剤です。慢性
心不全のみならず高血圧症に対しても適応を有します。ACE 阻害薬やアリ
スキレンフマル酸塩との併用は禁忌となっています。ACE 阻害薬からサク
ビトリルバルサルタンナトリウムに切り替えを行う際は、投与間隔を 36 時
間以上空けるように患者へ指導します。また、血管浮腫の既往歴のある患者
や重度の肝機能障害のある患者、妊婦または妊娠している可能性のある女性
には禁忌となっています。

C. ミネラルコルチコイド受容体拮抗薬（MRA）

　エプレレノンは、ステロイド骨格を有するミネラルコルチコイド受容体拮
抗薬（MRA）です。ステロイド骨格を有するため、ホットフラッシュや生
殖器症状などの内分泌性の副作用に注意します。血清カリウム値が上昇する
おそれがあるため、カリウム保持性利尿薬や他のミネラルコルチコイド受容
体拮抗薬との併用は禁忌となっています。また、CYP3A4 を阻害するイト
ラコナゾールやリトナビル、ネルフィナビルとの併用も禁忌となっています。
重度の肝・腎機能障害のある患者には禁忌となっていますので、患者の肝機
能や腎機能を評価してから投与してください。

D. SGLT2 阻害薬

　SGLT2 阻害薬である**ダパグリフロジンプロピレングリコール**と**エンパグ
リフロジン**は、もともと糖尿病治療薬として開発されましたが、心不全に対
する有用性が認められ、適応拡大しました。血中の糖が尿中に排泄されるこ
とで尿量が増加します。脱水を起こしやすくなるため、高齢者は特に注意し、
水分補給に努めるよう患者に指導します。また、女性では特に尿路感染症を

起こしやすくなりますので、排尿痛などの異常を感じたら速やかに受診するように指導します。

> **ミニメモ** **Fantastic 4**
>
> これまで心不全の治療薬といえば、ACE 阻害薬 /ARB、β 遮断薬、ミネラルコルチコイド受容体拮抗薬（MRA）の 3 剤がおもに使われてきました。しかし、『2021 年 JCS/JHFS ガイドラインフォーカスアップデート版 急性・慢性心不全診療』において、ACE 阻害薬 /ARB からアンジオテンシン受容体ネプリライシン阻害薬（ARNI）への切替えや SGLT2 阻害薬が新たな治療薬として記載され、ARNI、β 遮断薬、MRA、SGLT2 阻害薬の 4 剤が Fantastic 4 として注目を浴びています。

12.3 | 糖尿病患者に対する医薬品情報の提供

　糖尿病は重症化すると腎症や網膜症、末梢神経障害などの合併症を併発し、QOL が著しく低下します。したがって、血糖値を適正にコントロールすることが大切です。食事療法や運動療法による生活習慣の改善を試みてもコントロールができない場合、薬物治療の適応となります。糖尿病の治療薬のなかには副作用として**低血糖**や**乳酸アシドーシス**などの重大な副作用を引き起こす薬剤もあることから、漫然と投与するのではなく、患者から情報を引き出しながら丁寧に薬物治療を進めていく必要があります。

A. インスリン製剤

　インスリン製剤は作用時間の違いから、超速効型、速効型、中間型、持効型などに分類されます。さまざまなデバイスが存在することから、患者には作用時間の違い、デバイスの使い方などを指導します。投与するインスリンの単位を誤ると低血糖につながるおそれもあり、特に高齢者においては、デバイスの使い方には十分な指導が必要です。普段と同じインスリン量を投与しても体調の変化などによって低血糖が誘発される可能性があります。低血糖の初期症状として、手足のふるえや冷や汗、動悸などが発現することを説明します。低血糖時は速やかにブドウ糖を摂取するよう指導します。そして患者が常にブドウ糖を所持していることを確認します。

B. スルホニルウレア薬

スルホニルウレア薬は膵臓にインスリン分泌能が残存する患者に対して用いられます。インスリンを分泌させますので、インスリン製剤と同様に低血糖には注意するように指導します。下痢、嘔吐などの胃腸障害のある患者や重篤な肝または腎機能障害のある患者に対して禁忌となっていますので、患者の状態をよく観察してください。重症ケトーシス、糖尿病性昏睡または前昏睡の患者、あるいは、重症感染症、手術前後、重篤な外傷のある患者には禁忌となっています。

C. ビグアナイド薬

ビグアナイド薬は肝臓における糖新生を抑制し、膵臓からのインスリン分泌を介することなく血糖を降下させます。低血糖のリスクが低いことから汎用される薬剤ですが、ビグアナイド薬の1つである**メトホルミン**の添付文書上の警告欄には、乳酸アシドーシスを起こしやすい患者には投与しないこと、また、腎機能障害または肝機能障害のある患者、高齢者に投与する場合には慎重に投与することと記載されていますので、十分注意を払う必要があります。アルコールとの併用は禁忌となっていますので、この点について患者に指導します。乳酸アシドーシスのリスク因子としてヨード造影剤、腎毒性の強い抗生物質、利尿作用を有する薬剤が挙げられます。乳酸アシドーシスは致死的な副作用にもなり得ることから、これらのリスク因子を患者へ説明するとともに、消化器症状や倦怠感などの初期症状についても説明します。

> **スキルアップポイント　高齢者とメトホルミン**
>
> 高齢者は、腎機能や肝機能が低下しているケースが多く、また脱水症状を起こしやすいことから、乳酸アシドーシスを発症しやすい傾向にあります。腎機能障害を有している場合、メトホルミンは少量より開始し、1日の最高投与量（$45 \leqq$ eGFR < 60 の場合は 1,500 mg/ 日、$30 \leqq$ eGFR < 45 の場合は 750 mg/ 日）に留意します。

D. グリミン薬

グリミン薬はインスリン分泌促進作用やインスリン抵抗性改善作用を有していますが、ビグアナイド薬の作用機序と一部が共通している可能性がある

こと、また、グリミン薬とビグアナイド薬を併用した場合に消化器症状が多く認められています。したがって、グリミン薬とビグアナイド薬の併用患者に対しては、悪心や下痢などの消化器症状について注意を促してください。

E. チアゾリジン薬

チアゾリジン薬はインスリン抵抗性の主因である細胞内インスリン情報伝達機構を正常化することによって血糖を低下させる作用を有します。チアゾリジン薬の1つである**ピオグリタゾン塩酸塩**は、心不全の患者および心不全の既往歴のある患者に対して禁忌となっています。超高齢社会において心不全の患者が増加していますので、患者の病歴の確認を行います。浮腫の発現が特に女性に多く認められます。患者にはむくみの程度に気を配るように指導します。食欲亢進を認めることがありますので、食事量に注意するとともに、体重管理の徹底を指導します。

F. αグルコシダーゼ阻害薬

αグルコシダーゼ阻害薬は二糖類から単糖類への分解を阻害する作用を有します。腸管からは単糖類が吸収されます。αグルコシダーゼ阻害薬が二糖類の分解を阻害することによって、単糖類が生成されにくくなり、血糖の上昇が緩やかになります。食後過血糖の上昇を抑制するために必ず食直前に服用するように指導します。また、副作用として腹部膨満や放屁などが現れる場合がある点も説明します。

G. DPP-4 阻害薬

DPP-4 阻害薬はグルコース恒常性の維持に関わるホルモンであるインクレチンの DPP-4 による分解を抑制することで血糖コントロールを改善します。副作用として、急性膵炎が現れることがありますので、持続的な激しい腹痛や嘔吐などの初期症状が現れた場合には、速やかに医師の診察を受けるよう患者に指導します。通常、毎日服用しますが、DPP-4 阻害薬のなかには1週間に1回だけ投与するタイプの薬剤もあります。週1回投与製剤では、患者の服薬状況を確認しながら、飲み忘れがないように指導するとともに、1週間薬効が持続することから、投与中止後も血糖値や副作用について留意するように指導します。

第 12 章　疾病に応じた医薬品情報提供

H. SGLT2 阻害薬

　SGLT2 阻害薬は腎尿細管の SGLT2 を阻害することによってグルコースの再吸収を抑制し、尿中グルコース排泄を促進することで血糖コントロールを改善します。血中のグルコースが尿中に排泄されることで尿量が増加します。脱水を起こしやすくなるため、適度な水分補給を行うよう患者に指導します。また、女性では特に尿路感染症を起こしやすくなりますので、排尿痛などの異常を感じたら速やかに受診するように指導します。血糖コントロールが良好であっても、ケトアシドーシスに至ることがあるため、悪心・嘔吐や食欲減退、過度な口渇などの症状が発現した場合は、速やかに受診するように指導します。

> **ミニメモ　SGLT2 阻害薬**
>
> 　SGLT2 阻害薬は当初、2 型糖尿病のみに適応を有していましたが、1 型糖尿病にも適応拡大してきています（すべての SGLT2 阻害薬が 1 型糖尿病に適応を有しているわけではありません）。また、慢性心不全に適応を有している SGLT2 阻害薬もあります。SGLT2 阻害薬が処方されていたら、どの疾患に対して処方されているのかを把握してから服薬指導を行ってください。

12.4 ┃ 脂質異常症患者に対する医薬品情報の提供

　脂質異常症では LDL コレステロールや HDL コレステロール、トリグリセリドなどの検査値の異常が認められます。LDL コレステロールの増加とHDL コレステロールの低下は動脈硬化の促進と関連します。メタボリックシンドロームの診断基準には、HDL コレステロールとトリグリセリドが指標として用いられています。検査値の異常を認めても、自覚症状を伴わないため、疾患に対する適正な理解を得るための情報提供が必要となります。動脈硬化の進行を防ぐため、生活習慣を改善しても検査値に異常を認める場合は、適切な薬物治療が必要となります。

A. HMG-CoA 還元酵素阻害薬

　HMG-CoA 還元酵素阻害薬は、肝臓におけるコレステロール合成を抑制することで LDL コレステロール値を低下させます。**アトルバスタチンカルシ**

ウムはプラバスタチンナトリウムやシンバスタチンと比較して LDL コレステロール低下作用が強い薬剤です。重大な副作用として横紋筋融解症が挙げられます。筋肉痛の発現や赤褐色尿を認めた場合は、速やかに診察を受けるように指導します。アトルバスタチンカルシウムは、肝代謝能が低下している患者や妊婦または妊娠している可能性のある女性および授乳婦、グレカプレビル・ピブレンタスビルを投与中の患者に対して禁忌です。

B. フィブラート系薬剤

フィブラート系薬剤は PPAR α（ペルオキシソーム増殖剤活性化レセプター α）に作用して、トリグリセリド濃度の低下や HDL コレステロールの増加などの作用を示します。腎機能に関する臨床検査値に異常を認める患者に、フィブラート系薬剤と HMG-CoA 還元酵素阻害薬を併用すると、急激な腎機能悪化を伴う横紋筋融解症が現れやすいため、筋肉痛の発現や赤褐色尿を認めた場合は、速やかに診察を受けるように指導します。フィブラート系薬剤の 1 つである**ペマフィブラート**は、重篤な肝障害、Child-Pugh 分類 B または C の肝硬変のある患者、あるいは胆道閉塞のある患者、胆石のある患者、シクロスポリン、リファンピシンを投与中の患者に対して禁忌となっています。

C. 小腸コレステロールトランスポーター阻害薬

エゼチミブは小腸におけるコレステロールの吸収を選択的に阻害することで、血中コレステロール値を低下させます。エゼチミブの作用機序は HMG-CoA 還元酵素阻害薬やフィブラート系薬剤とは異なりますので、HMG-CoA 還元酵素阻害薬と併用されるケースが多く、HMG-CoA 還元酵素阻害薬との配合薬も市販されています。ただし、HMG-CoA 還元酵素阻害薬と併用する場合、重篤な肝機能障害のある患者に対して禁忌となっています。

D. PCSK9 阻害薬

エボロクマブは PCSK9 という LDL 受容体分解促進蛋白質に高い親和性を有し、PCSK9 の LDL 受容体への結合を阻害します。PCSK9 による LDL 受容体の分解が抑制されるため、結果として、LDL 受容体による LDL コレステロールの肝臓への取り込みが亢進します。HMG-CoA 還元酵素阻害薬で効果不十分、または HMG-CoA 還元酵素阻害薬による治療が適さないケー

スなどに使用されます。エボロクマブは皮下注射によって投与されることから、自己注射の手技を丁寧に指導します。2週間に1回、または4週間に1回といった投与間隔になるため、カレンダーなどを使ったスケジュール管理も大切です。

12.5 高尿酸血症患者に対する医薬品情報の提供

高尿酸血症とは、尿酸の血中濃度が高くなった病態を指します。尿酸の血中濃度が高くなると、尿酸が結晶化することで、痛風発作の発現率が高まります。食事療法や運動療法によって血清尿酸値の改善を認めることもありますが、改善を認めない場合には薬物治療の対象となります。薬物治療にはおもに尿酸排泄促進薬と尿酸生成阻害薬が挙げられます。

A. 尿酸排泄促進薬

尿酸排泄促進薬である**ドチヌラド**は、腎臓における尿酸の再吸収に関与するURAT1を選択的に阻害することによって、尿酸の尿中への排泄を促進し、血清尿酸値を低下させます。ドチヌラド投与初期に尿酸の排泄量が増大するため、尿が酸性の場合には尿路結石を引き起こす可能性があります。したがって、患者には水分摂取量を多めにすることを指導するとともに、必要に応じて尿アルカリ化薬の投薬も検討します。

B. 尿酸生成阻害薬

尿酸生成阻害薬はキサンチンオキシダーゼを阻害することによって、尿酸の生合成を阻害し、血清尿酸値を低下させます。尿酸生成阻害薬として**アロプリノール**や**フェブキソスタット**が挙げられます。アロプリノールは、投与中、1日の尿量を2L以上とすることが望ましいため、水分摂取量を多くするように指導します。また、アロプリノールは腎排泄型の薬剤であるため、腎機能が低下している患者に対しては、投与量の減量や投与間隔の延長を考慮する必要があります。一方、フェブキソスタットは肝代謝型の薬剤であるため、腎機能に応じた調整は必要ありませんが、メルカプトプリンまたはアザチオプリンを投与中の患者に対して禁忌となっていますので、注意が必要です。

> **スキルアップポイント　ラスブリカーゼ**
>
> ラスブリカーゼは尿酸を酸化してアラントインにすることで血中尿酸値を低下させる薬剤です。この薬剤は、がん化学療法に伴う高尿酸血症にしか使うことができません。なお、ヒトはプリン代謝の最終代謝産物は尿酸ですが、動物はアラントインまで代謝されるため、痛風という病気はヒトに特有です。

12.6　がん患者に対する医薬品情報の提供

　がん患者は画像診断や組織診断によってがんと診断され、薬物療法の適応となった場合に、抗がん薬の投与が開始となります。患者は今後の予後について不安を募らせているわけですが、さらに副作用が発現する抗がん薬の投与を受けることになり、その不安は非常に大きなものとなります。したがって、患者の不安を少しでも取り除けるような丁寧な服薬指導が必要となります。

　抗がん薬にはさまざまな種類がありますが、大きく分けると、殺細胞性抗がん薬、分子標的薬、ホルモン療法薬があります（図12.1）。

A. 殺細胞性抗がん薬の情報提供

　殺細胞性抗がん薬には、**代謝拮抗薬**や**アルキル化薬**、**白金製剤**などがあります。古くから用いられている抗がん薬であり、がん細胞のみならず正常な細胞に対しても作用することから、**副作用**が必ず発現します。

　患者はこれまで経験したことのない副作用を経験することになるため、発

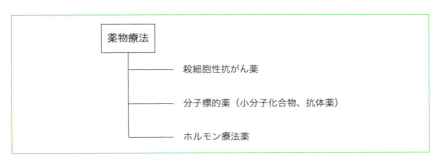

図12.1　抗がん薬の種類

現する副作用にはどのようなものがあるのか、そして、その副作用がおよそどのくらいの時期に発現するのかについて説明することが求められます。

図12.2におもな副作用の発現時期を示しました。まずは、患者が自覚する副作用について指導します。検査値によって確認できる副作用については医療従事者がモニタリングする必要があります。

(1) 殺細胞性抗がん薬＜注射薬＞

●悪心・嘔吐：殺細胞性抗がん薬の投与によって最初に発現する副作用に悪心・嘔吐が挙げられます。例えば、高度催吐性抗がん薬である**シスプラチン**や**ドキソルビシン**は高い確率で悪心・嘔吐を誘発します。したがって、悪心や嘔吐が起こる旨を患者に説明するとともに、その悪心や嘔吐を予防、軽減するための対症療法も指導する必要があります。通常、『制吐薬適正使用ガイドライン2023年版』に基づいて、セロトニン受容体拮抗薬やデキサメタゾン、NK₁受容体拮抗薬、オランザピンなどが用いられます。**デキサメタゾン**は血糖値を上昇させる作用をもっているため、糖尿病を併発しているがん患者に対しては、血糖値をしっかりとモニタリングするように指導します。なお、**オランザピン**は糖尿病の患者に対して禁忌となっています。

●アレルギー反応：殺細胞性抗がん薬を投与後、アレルギー反応を呈するこ

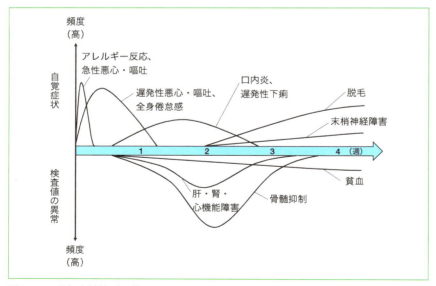

図12.2　殺細胞性抗がん薬の副作用と発現時期

とがあります。点滴中に動悸がする、呼吸がしづらくなったなど、日常と違う症状が出現したら、すぐに連絡するよう指導します。例えば、アレルギー反応を呈する殺細胞性抗がん薬として**パクリタキセル**が挙げられます。パクリタキセルによるアレルギー反応を予防するために、パクリタキセル投与前にデキサメタゾンやジフェンヒドラミン塩酸塩や H_2 受容体拮抗薬が投与されます。これらの予防薬についても説明します。

●末梢神経障害：**パクリタキセル**はアレルギー反応のほかに末梢神経障害も引き起こします。また、末梢神経障害を誘発しやすい抗がん薬として**オキサリプラチン**も挙げられます。末梢神経障害は患者の QOL を損なうおそれがありますので、患者には我慢をせずに症状を申し出てもらうように指導し、医療従事者はリスクとベネフィットを考慮したうえで、これら抗がん薬の休薬を検討する必要があります。

●脱毛：**パクリタキセル**投与後 2 ～ 3 週目ぐらいになると、脱毛が発現します。あらかじめ発現時期を説明したうえで、ウィッグや帽子などの準備について指導します。特に女性は脱毛に対しては悲観的になることも想定されますが、治療が終了すれば徐々に髪の毛が生えてきますので、過度に不安を与えないような指導が求められます。

●骨髄機能抑制・下痢：**イリノテカン塩酸塩**の添付文書の警告欄では、骨髄機能抑制と下痢について言及されています。イリノテカン塩酸塩はコリン作用を有しており、投与直後から早発性の下痢や発汗、腹痛といったコリン様症状を呈することがありますので、投与前にコリン様症状の発現リスクに関する説明が必要となります。また、遅発性の下痢が発現することがあります。骨髄機能抑制や遅発性の下痢の発現は投与後およそ 2 週間でピークを迎えます。骨髄機能抑制や下痢によって死亡例が認められていることから、服薬指導の際は必ずこの 2 つの副作用について指導しなければなりません。

（2）殺細胞性抗がん薬＜内服薬＞

●フッ化ピリミジン系抗がん薬：殺細胞性抗がん薬の代表的な内服薬はフッ化ピリミジン系抗がん薬です。**テガフール・ギメラシル・オテラシル**や**カペシタビン**が汎用されていますが、これら内服薬の副作用は注射薬のそれと比較すると比較的穏やかな症状になります。しかし、下痢や口内炎などの消化器症状は悪化すると QOL が著しく損なわれますので、このような症状が現れた場合は、軽症の段階で速やかに医師または薬剤師に連絡するように伝え

ます。患者の中には副作用を我慢して内服を続ける人もいます。まずは、副作用が軽症の段階で発見し、重篤化を未然に防ぐように対応することが大切です。

●ワルファリンとの相互作用：フッ化ピリミジン系抗がん薬を服用中の患者の中には、ワルファリンを服用している人もいます。フッ化ピリミジン系抗がん薬はワルファリンとの相互作用によって、ワルファリンの作用を増強させることが報告されています。特に、**カペシタビン**はワルファリンとの併用で、血液凝固能の低下により死亡に至った例も報告されています。フッ化ピリミジン系抗がん薬を服用中の患者に対しては、必ず現在服用中の薬の中にワルファリンがないか確認するとともに、ワルファリンが併用されている場合は定期的な血液凝固能検査の必要性について指導します。

●休薬期間：殺細胞性抗がん薬の内服薬は、降圧薬や糖尿病用薬などとは異なり、休薬期間が設けられるのが一般的です。患者が間違って休薬をせずに服用を続けることがないように指導することが大切です。

●他の薬剤への切り替え：フッ化ピリミジン系抗がん薬を切り替える場合、例えば、テガフール・ギメラシル・オテラシルからカペシタビンへ切り替える場合には、抗腫瘍効果が増強され、重篤な血液障害や下痢、口内炎等の消化管障害などが発現するおそれがあるため、少なくとも投与間隔を7日間は空けるように指導します。

B. 分子標的薬の情報提供

分子標的薬は、殺細胞性抗がん薬と異なり、がん細胞の増殖に関連する分子を標的とすることから、副作用のプロファイルも殺細胞性抗がん薬とは異なります。分子標的薬はおもに小分子化合物と抗体薬に分類されます。小分子化合物はおもに経口から投与され、抗体薬はおもに点滴静注によって投与されます。

（1）小分子化合物

小分子化合物は、薬剤の種類によって EGFR や VEGFR、PDGFR などのさまざまな分子をターゲットとしています。したがって、これら標的分子に応じた副作用が生じます。おもに経口で投与されますので、急性の副作用は比較的生じにくいです。服用期間が長くなるにつれて、各薬剤固有の副作用を生じます。死に至るような副作用も確認されていますので、初期症状を患

者に説明し、重篤化する前に発見することが求められます。

●間質性肺疾患：小分子化合物には、間質性肺疾患に注意する必要がある薬剤が多数存在します（表12.1）。この副作用は患者が自覚症状として感じ取ることができます。投与開始時には、患者に対して間質性肺炎の初期症状である労作時の息切れや痰を伴わない咳について説明し、早期発見ならびに増悪予防に努めます。

> **ミニメモ　間質性肺炎**
>
> 肺胞壁に炎症が起こり、線維化して肥厚することで呼吸が困難になります。間質性肺炎は、小分子化合物だけではなく、抗がん薬全般で発現するおそれがあります。致死率の高い疾患ですので、胸苦感などの初期症状をいかに早く発見できるかが大事なポイントとなります。

●肝機能障害：小分子化合物によって重篤な肝機能障害が引き起こされることが知られています。肝機能は検査値によって評価されるため、肝機能障害を患者が自覚することはあまりないと思いますが、患者に血液検査の目的を理解していただくためにも、定期的な血液検査の必要性を説明します。重篤な肝機能障害を引き起こす薬剤を**表12.2**に示します。

表12.1　添付文書の警告欄に間質性肺疾患に関連する記載がある小分子化合物

機序による分類	薬剤名
EGFR 阻害薬	ゲフィチニブ、エルロチニブ塩酸塩
HER2/EGFR 阻害薬	ラパチニブトシル酸塩
EGFR/HER2/HER4 阻害薬	アファチニブマレイン酸塩、ダコミチニブ
EGFR 阻害薬（T790M 変異陽性）	オシメルチニブメシル酸塩
マルチキナーゼ阻害薬	バンデタニブ
ALK 阻害薬	クリゾチニブ、アレクチニブ塩酸塩、ブリグチニブ
ALK/IGF-1R 阻害薬	セリチニブ
CDK4/6 阻害薬	パルボシクリブ、アベマシクリブ
プロテアソーム阻害薬	ボルテゾミブ
mTOR 阻害薬	エベロリムス、シロリムス、テムシロリムス
MET 阻害薬	テポチニブ塩酸塩、カプマチニブ塩酸塩

第12章　疾病に応じた医薬品情報提供

表12.2　添付文書の警告欄に肝機能障害に関連する記載がある小分子化合物

機序による分類	薬剤名
BCR/ABL/SRC 阻害薬	ポナチニブ塩酸塩
マルチキナーゼ阻害薬	パゾパニブ塩酸塩、レゴラフェニブ
ALK 阻害薬	クリゾチニブ
mTOR 阻害薬	エベロリムス、シロリムス、テムシロリムス

表12.3　添付文書の警告欄にインフュージョンリアクションに関連する記載がある抗体薬

標的分子による分類	薬剤名
抗 EGFR 抗体薬	セツキシマブ、パニツムマブ
抗 HER2 抗体薬	トラスツズマブ
抗 CD20 抗体薬	リツキシマブ
抗 CD33 抗体薬	ゲムツズマブオゾガマイシン
抗 CD52 抗体薬	アレムツズマブ

（2）抗体薬

　抗体薬は、抗原に対する抗体の特異性に着目した薬剤です。がん細胞に存在する特定の蛋白質を抗原として認識し、その蛋白質の働きを阻害することによって抗腫瘍効果を発揮します。抗体製剤のため一般的に点滴治療となります。

　抗体薬の中でも、免疫システムに作用する薬剤を**免疫チェックポイント阻害薬**と呼びます。Programmed cell death-1（PD-1）や Cytotoxic T-lymphocyte-associated protein 4（CTLA-4）は T 細胞の免疫システムを抑制する働きを持っていますが、これら分子の働きを免疫チェックポイント阻害薬が阻害することによって、腫瘍増殖を抑制します。PD-1 や CTLA-4 を標的とした免疫チェックポイント阻害薬が、肺がんなどのさまざまながん種に使われています。

●**インフュージョンリアクション**：点滴治療時に認められる副作用としてインフュージョンリアクションが挙げられます。発熱や発疹、呼吸困難などの症状が現れます。**表12.3**に記載された抗体薬について、患者にはインフュ

12.6 がん患者に対する医薬品情報の提供

> **重要用語の解説** **インフュージョンリアクション**
>
> 　分子標的薬の点滴時に認められる副作用で、おもな症状として、発疹や悪寒、発熱、血圧低下、呼吸困難などが挙げられます。多くは、点滴開始後 24 時間以内に発現します。抗ヒスタミン薬や副腎皮質ホルモン薬を前投与することでインフュージョンリアクションの予防を試みることもあります。

表12.4　添付文書の警告欄に間質性肺疾患に関連する記載がある抗体薬

標的分子による分類	薬剤名
抗 EGFR 抗体薬	パニツムマブ
抗 HER2 抗体薬	トラスツズマブ デルクステカン、トラスツズマブ エムタンシン
抗 PD-1 抗体薬	ニボルマブ、ペムブロリズマブ
抗 PD-L1 抗体薬	アテゾリズマブ、アベルマブ、デュルバルマブ

ージョンリアクションについて説明しなければなりません。

●間質性肺疾患：また、小分子化合物と同様に抗体薬の中にも間質性肺疾患を引き起こしやすい薬剤が存在します（表12.4）。労作時の息切れや痰を伴わない咳などの間質性肺疾患の初期症状を患者に指導し、早期発見に努めます。

C. ホルモン療法薬の情報提供

　殺細胞性抗がん薬と比較して、ホルモン療法薬による副作用は軽微なものが多いですが、患者の QOL を低下させることがありますので、服用後のモニタリングを丁寧に行っていく必要があります。

　ホルモン療法薬は乳がんや前立腺がんに対して投与されます。乳がんは比較的若年の女性に多く、一方、前立腺がんは男性の高齢者に多いという特徴を有します。ホルモン療法薬の治療では長期間にわたって内服するケースもありますので、患者の背景を考慮しながらアドヒアランスの低下を防ぐように服薬指導します。

（1）抗エストロゲン薬

　タモキシフェンクエン酸塩は、閉経前および閉経後の乳がんの術後内分泌療法の標準治療薬の１つです。タモキシフェンクエン酸塩の副作用としての

ぼせやほてりが発現することがありますが、通常は時間の経過とともに軽快していくことを説明します。パロキセチンなどの CYP2D6 阻害薬との併用によってタモキシフェンクエン酸塩の治療効果が減弱するおそれがあるため、併用薬に注意が必要です。

（2）アロマターゼ阻害薬

レトロゾールや**アナストロゾール**はおもに閉経後の乳がんに対して使われます。長期間の服用に伴って骨密度の低下や脂質代謝異常を認めることがあるため、定期的に骨密度の測定やコレステロール値の測定が必要となりますので、この必要性を患者に理解していただくよう指導します。

（3）GnRH アゴニスト / アンタゴニスト

GnRH アゴニストである**ゴセレリン酢酸塩**や**リュープロレリン酢酸塩**は間接的にエストロゲンやアンドロゲンの血中濃度を低下させることによって、乳がんや前立腺がんの増殖を抑制します。一方、GnRH アンタゴニストである**デガレリクス酢酸塩**は直接アンドロゲンの血中濃度を低下させる作用を有しており、前立腺がんの治療に用いられます。GnRH アゴニストや GnRH アンタゴニストは注射剤であり、皮下注射で投与されます。定期的な通院が必要で、4 週に 1 回、あるいは 12 週に 1 回投与することを説明します。

（4）抗アンドロゲン薬

フルタミドや**ビカルタミド**、**エンザルタミド**、**アビラテロン酢酸エステル**などが用いられます。フルタミドやビカルタミド、エンザルタミドはアンドロゲン受容体に対するアンドロゲンの結合を阻害する作用を有します。フルタミドは肝障害を有する患者に対して禁忌となっています。また、フルタミドの添付文書の警告欄に、投与中は定期的に肝機能検査を行うよう記載されています。

アビラテロン酢酸エステルは CYP17A1 を阻害することで、副腎におけるテストステロンの産生を阻害し、前立腺がんの治療に用いられます。重度の肝機能障害患者に対して禁忌となっています。劇症肝炎や肝機能障害を引き起こすことがあるため、肝機能のフォローアップが必要となります。

第13章
注意事項等情報 /
添付文書から見た患者指導

菊池千草

はじめに

　注意事項等情報 / 添付文書とは、法律に基づいた医療用医薬品の情報に関する唯一の公文書です。規定する法律名は「医薬品、医療機器等の品質、有効性及び安全性の確保等に関する法律」です。省略して「薬機法」とよばれています。従来は医療用医薬品、一般用医薬品ともに箱の中に情報が記載された文書が入っていました。これを「添付文書」と呼びます。しかし、薬機法の改正で2021年8月より医療用医薬品に関しては外箱にバーコードなどの符号等を記載し、電子データにアクセスすることで最新の情報を取得することになりました*。この電子データは独立行政法人医薬品医療機器総合機構（Pharmaceuticals and Medical Devices Agency：PMDA）のホームページで「電子化された添付文書」として公開されています。そしてこれまで「添付文書等記載事項」とされていた情報は「注意事項等情報」とよばれるようになりました[1]。そしてこれらの情報は、医療関係者だけでなく、患者でも見ることができます。

　しかし、電子化された添付文書は医療の専門用語で書かれているため、医療の知識に乏しい患者が正確に理解することは難しいと考えられます。誤解により恐れを抱いて服薬拒否したり、不適切な服薬をしたりする可能性があります。それを防ぐのが薬剤師の役割です。

　本章では電子化された添付文書情報を取得し、情報を読み取り、どのように患者に伝えるかを学んでいきます。

＊一般用医薬品に関しては従来どおり添付文書で情報が提供されます。

13.1 　添付文書を読むにあたって

　添付文書は公文書です。書かれている内容は、はっきり証明されているものです。研究段階のものは書かれていません。そのため現場の最新の情報から遅れている可能性があります。それを補うために普段から最新の医療情報に触れておくことが重要です。

　添付文書は書式が統一されていて、読みやすいという長所はあります。しかし、その薬の特徴をつかみにくいという弱点があります。薬の特徴を理解するためには医薬品集の書籍などを参照するとよいと思います。医薬品が疾

患をベースにまとめてあり、各薬剤の違い、特徴が書かれています。

　添付文書の記載順は警告や禁忌に始まり、有効成分に関しては最後のほうにあります。これは処方箋を書く医師から見たら使いやすいでしょう。しかし、薬学を学んだ人にとっては成分から始まったほうが理解しやすいのではと思います。添付文書を読むときは通常、治療に必要な箇所である前半だけ読めばよいと思います。しかし、患者に何か問題が起こったときは、ぜひ、最後まで目を通してください。構造式や油水分配係数などから解決のためのヒントがみえてくることと思います。

13.2 添付文書を読み取る方法

A. 「添文ナビ®」の利用

①アプリのダウンロード（図13.1）

　添付文書を読み取るには「添文ナビ®」という専用のスマートフォン用アプリが必要です。アプリを検索して、ダウンロードしましょう。

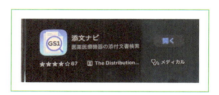

図13.1　添文ナビアプリダウンロード画面

②アプリの起動とバーコードの読み込み画面（図13.2）

　ダウンロードが終わったら起動してみましょう。バーコードを読み込む画面が開きます。

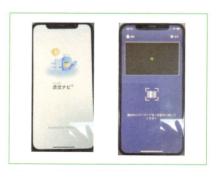

図13.2　添文ナビ起動時

③バーコードの読み込み（図13.3）

　薬の外箱のバーコードは右図のようについています。バーコードは2つありますが、どちらを読み込んでも大丈夫です。

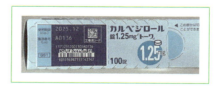

図13.3　外箱バーコード

④添付文書の表示（図13.4）

　このように電子化された添付文書のPDFファイルが画面に表示されます。

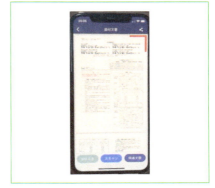

図13.4　画面に表示された添付文書

⑤関連文書へのアクセス（図13.5）

　下段右側の「**関連文書**」のボタンをタッチすると、PMDAの「患者向医薬品ガイド」や「インタビューフォーム」へアクセスできる画面が表示されます。ここからは添付文書をHTML形式でも見ることができます。

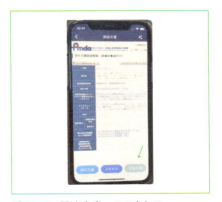

図13.5　関連文書へのアクセス

B．PCからの検索

　独立行政法人**医薬品医療機器総合機構（PMDA）**のウェブサイトから、検索して添付文書、患者向医薬品ガイドなどの情報を得ることができます。

13.3　薬効の見方・伝え方

A．薬効の見方

　では、電子化された添付文書のどこに**薬効**が書かれているか、例としてワーファリンの添付文書[2]から見ていきましょう。

① 「**4. 効能又は効果**」のところに「血栓塞栓症（静脈血栓症、心筋梗塞症、肺塞栓症、脳塞栓症、緩徐に進行する脳血栓症等）の治療及び予防」と書かれています（図13.6）。
② さらに、「**18. 薬効薬理**」のところには作用機序等が書かれています（図13.7）。

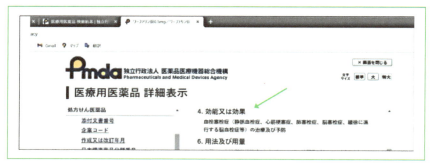

図13.6 「4. 効能又は効果」（ワーファリンの添付文書[2]）より）

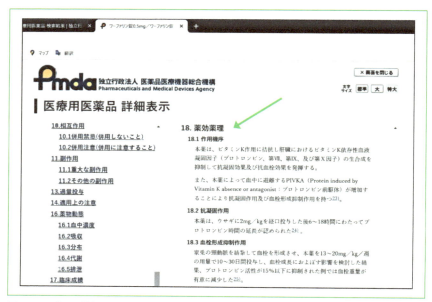

図13.7 「18. 薬効薬理」（ワーファリンの添付文書[2]）より）

B. 伝え方

　添付文書に記載されている「血栓塞栓症の治療及び予防」、「抗凝固作用」、「血栓形成抑制作用」の用語は、どれもそのまま説明しても患者には難しいでしょう。添付文書通りに説明すると患者を驚かせてしまうことがあります。そこで、参考にしたいのがPMDAのホームページからダウンロードできる**「患者向医薬品ガイド」**です。

　ワーファリンの患者向医薬品ガイド[3]（図13.8）には「この薬は、血液を固まらせる働きを抑え、血液が固まりやすくなっている状態を改善し、血管内で血液が固まって生じる疾患（血栓塞栓症）を治療または予防します。」と記載されています。「抗凝固作用」は「血液を固まらせる働きを抑える」、「血栓形成抑制作用」は「血液が固まりやすくなっている状態を改善」と表現されています。

　このように患者向医薬品ガイドでは、専門用語が患者向けにわかりやすく言い換えされていますので、利用するとよいでしょう。**表13.1**に代表的な薬の作用の言い換えについて示します[4]。

C. 適応外使用

　時折、添付文書に記載のない症状や、用法や用量が添付文書の内容から外れて薬が処方されることがあります。添付文書に記載されている効能・効果，用法・用量等の範囲外で使用することを**適応外使用**といいます[5]。それ以外の治療法を検討したうえで治療による有益性が危険性を上回ると判断された場合に限り、患者に十分な説明を行い、インフォームドコンセントを取得し

【この薬の効果は？】
- この薬は、血液凝固阻止剤と呼ばれるグループに属する薬です。
- この薬は、血液を固まらせる働きを抑え、血液が固まりやすくなっている状態を改善し、血管内で血液が固まって生じる疾患（血栓塞栓症）を治療または予防します。
- 次の病気の人に処方されます。
  血栓塞栓症（静脈血栓症、心筋梗塞症、肺塞栓症、脳塞栓症、緩徐に進行する脳血栓症等）の治療及び予防
- この薬は、体調がよくなったと自分の判断で使用することを止めたり、薬の量を加減すると、病気が悪化したり予防できないことがあります。指示どおりに使用することが重要です。

図13.8　ワーファリンの「患者向医薬品ガイド」[3]　【この薬の効果は？】

第13章 注意事項等情報 / 添付文書から見た患者指導

表13.1 代表的な薬の作用の言い換え

一般名または薬効群名	薬効説明文
ボナチニブ塩酸塩	異常なたんぱく質（チロシンキナーゼ）の働きを選択的に阻害することにより、がん細胞の増殖を抑えます。
アカルボース	腸管でのブドウ糖の吸収を遅らせ、食後の血糖値が急激に上昇するのを抑えます。
ピオグリタゾン塩酸塩	インスリンが働きにくい状態（インスリン抵抗性）を改善したり、肝臓での糖の産生を抑えて、高血糖を改善します。
経口血糖降下薬	すい臓に作用しインスリン分泌を促進して、血糖（血液中の糖分）を下げます。
アシクロビル	単純ヘルペスウイルスあるいは水痘・帯状疱疹ウイルスの DNA の複製を阻害してウイルスの増殖を抑えます。
アジスロマイシン水和物	感染症の原因となる細菌の増殖を阻止または殺菌する作用があります。
ニューキノロン系経口抗菌薬	細菌の DNA（デオキシリボ核酸）の複製に必要な酵素の作用を妨げることにより、細菌の増殖をおさえ、殺菌作用を示します。
トリアゾール系経口抗真菌薬	真菌の細胞膜成分の合成に必要な酵素の作用を妨げることにより、真菌の増殖を抑えます。
アセトアミノフェン	熱を放散させて熱を下げる作用や、痛みの感受性を低下させて、痛みをやわらげます。
カルシウム拮抗薬	末梢の血管を拡げて血圧を低下させます。また、心臓の血管（冠動脈）に働いて、心臓への血流を増加させ、狭心症の発作を予防します。
β 受容体遮断作用薬	血圧を低下させ、心拍数を下げて狭心症の発作を予防し、頻脈性の不整脈を抑制します。
アンジオテンシンI変換酵素阻害薬	アンジオテンシンI変換酵素の働きを阻害することで、血管を収縮する作用のある体内の物質（アンジオテンシンII）の生成を抑え、血圧を下げます。
アンジオテンシンII受容体拮抗薬	血管を収縮する作用のあるアンジオテンシンIIと呼ばれる物質の働きを抑えることで血圧を下げます。
α₁ 受容体遮断作用を併せもつβ遮断薬	β 受容体遮断作用による心臓の過剰な働きを抑える作用と α₁ 受容体遮断作用による血管拡張作用により、血圧を下げたり、心臓の機能を改善します。
脂質異常症用治療薬	肝臓のコレステロール合成を阻害することにより、血液中のコレステロールを低下させます。
血液凝固阻止薬	血液を固まらせる働きを抑え、血液が固まりやすくなっている状態を改善し、血管内で血液が固まって生じる疾患（血栓塞栓症）を予防します。
ラサギリンメシル酸塩	脳内でドパミンの分解を抑制して、脳内のドパミン濃度を増加させ、パーキンソン病症状を改善します。

13.3 薬効の見方・伝え方

表 13.1　代表的な薬の作用の言い換え（続き）

一般名または薬効群名	薬効説明文
パーキンソン症候群治療薬	ドパミンの濃度を高め、ドパミンの脳内の神経伝達を増強することでパーキンソン症候群の症状である手足のふるえ、筋肉が硬くなる、動作緩慢、歩行障害などを緩和します。
不整脈治療薬	心臓に作用し、心臓の異常な興奮を抑えて、脈の乱れを整えます。
ルビプロストン	小腸での水分分泌を促進することによって便を柔らかくし、腸管内での便の移動を容易にして排便を促進します。
睡眠障害改善薬	脳が興奮している状態をしずめ寝つきをよくする働きがあります。
アザチオプリン	体内の免疫反応を抑制します。
ヒドロキシジン塩酸塩	アレルギーの原因となるヒスタミンを抑え、アレルギー症状を改善します。　脳内に作用し、気持ちを落ち着かせます。
抗リウマチ薬	関節リウマチで起きている異常な免疫反応を改善します。これにより、関節リウマチによる関節の腫れや痛みなどの症状を改善したり、関節や骨の破壊の進行を遅らせて、その運動機能を保ちます。
アレルギー性疾患治療剤	アレルギーの原因となる物質（ヒスタミン）や炎症を起こす物質の作用を抑え、アレルギー症状を改善します。
リセドロン酸ナトリウム水和物	骨量の減少を抑え、骨密度を増やして、骨折を予防します。
アレンドロン酸ナトリウム水和物	骨量の減少を抑え、骨密度を増やして骨折を予防します。
アルツハイマー型認知症、レビー小体型認知症治療薬の中の、コリンエステラーゼ阻害薬	脳内の神経伝達物質であるアセチルコリンを分解する酵素の働きを抑えることにより、認知症の症状が進むのを遅らせます。
抗不安薬で、ベンゾジアゼピン系	脳が興奮している状態をしずめ、不安や緊張をやわらげるはたらきがあります。
三環系抗うつ薬	脳内に作用し、脳内の神経伝達を改善し、抑うつ気分を和らげます。
SNRI	脳内に作用し、脳内の神経伝達をスムーズにし、抑うつ気分や不安を和らげます。
5-HT$_{1B/1D}$ 受容体作動型片頭痛治療薬	セロトニン（5-HT）と呼ばれる物質のうちの 5-HT$_{1B}$ と 5HT$_{1D}$ 受容体に選択的に作用し、頭痛発作時の拡張しすぎた頭部の血管を収縮させること、および神経末端からの炎症を起こす物質の放出を抑えることにより、片頭痛を改善します。
抗てんかん薬	脳内の神経の過剰な興奮をしずめて、てんかん発作を抑えます。

（PMDA「患者向医薬品ガイド」[4] より抜粋して作成）

たうえで投与される場合が多いです。

　病院薬剤師は患者のカルテを見ることができるので何のために処方されているか理解することができます。しかし、それができない保険薬局薬剤師は、処方意図がわからない場合は、医師に問い合わせてみましょう。服薬指導の段階で患者から医師の説明と異なると言われた場合も同様に問い合わせてみましょう。普段から最新の医療情報に触れておくと、どの薬がどのように適応外処方されるか知識を得ることもできるでしょう。保険扱いにしてよいか不安に思うこともあると思います。保険で認められるかどうかは、その都度安全性や薬理学的根拠に基づき審査されます。過去に認められた事例については社会保険診療報酬支払基金のホームページ[6]に公開されているので、参考にするとよいでしょう。調剤を行ったときには、特に慎重に副作用などのモニタリングを行っていく必要があります。

13.4 ┃ 副作用の見方・伝え方

A. 添付文書と患者向医薬品ガイド

　ワーファリンの添付文書[2]では、**副作用**は**図 13.9A** のように書かれています。

　「出血」は患者もわかると思います。しかし、その後の説明「臓器内出血」、「粘膜出血」、「皮下出血」は難しいです。

　では、「患者向医薬品ガイド」には、どのように書かれているでしょうか（図 13.9B）。「出血」はそのまま書かれていますが、そのあとは自覚症状のみに絞って、「歯茎から血がでる」、「鼻血がでる」、「赤や青いあざができる」、「尿に血が混じる」、「便が黒くなる」、「便に血が混じる」と書かれています。これらの言葉なら患者でもわかります。

　また、患者に副作用を伝える目的は、副作用が起こったときに早く気づいてもらうためです。そのため、患者には自覚症状を伝えておくことが最も重要です。

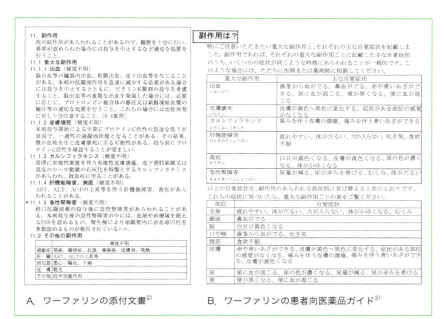

図13.9 副作用の表記

B. 「重篤副作用疾患別対応マニュアル」

　PMDAには一般の方向けのページがあります。ここには「患者向医薬品ガイド」[4]のほかに「重篤副作用疾患別対応マニュアル」[7]があります（図13.10）。

　例えば、「薬物性肝障害」については、「倦怠感」、「食欲不振」、「発熱」、「黄疸」、「発疹」、「吐き気・おう吐」、「かゆみ」などと自覚症状がわかりやすい言葉で表現されています[8]。「肝臓は、生命維持に必要なさまざまな働きをする大切な臓器です。」と説明があり、薬物性肝障害が起こる理由も「薬の代謝（化学変化）は肝臓で行われることが多く、さまざまな代謝産物が肝臓に出現するため、副作用として肝機能障害が多いと考えられています。」のようにわかりやすい言葉で説明されています。これらの情報も副作用説明のときに参考にするとよいでしょう。服薬指導をするのが初めての薬については、これらを参考に、前もって説明する文章を準備しておくことをお勧めします（表13.2）[7]。

第 13 章 注意事項等情報 / 添付文書から見た患者指導

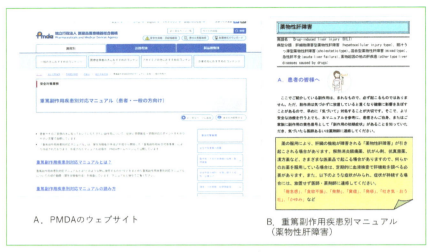

A．PMDAのウェブサイト　　B．重篤副作用疾患別マニュアル（薬物性肝障害）

図13.10　PMDAの「重篤副作用疾患別マニュアル」[7]

表13.2　代表的な重篤な副作用の症状

副作用名	症状
重症高血圧	「頭痛」、「手足が片方だけ動かしにくい」、「胸の痛み」、「息切れ」、「動悸」などの症状。
うっ血性心不全	「動くと息が苦しい」、「足がむくむ」、「急に体重が増えた」、「咳とピンク色の痰」、「疲れやすい」。
心室頻拍	「めまい」、「動悸」、「胸が痛む」、「胸部の不快感」、「体がだるい」、「食欲がない」、「なんとなくボーっとする」、「意識消失」、「失神」、「けいれん」。
出血性膀胱炎	「尿が赤味を帯びる（血液が混ざる）」、「尿の回数が増える」、「排尿時に痛みがある」、「尿が残っている感じがする」。
骨吸収抑制薬に関連する顎骨壊死・顎骨骨髄炎	「歯ぐきやあごが腫れてきた、痛い」、「下くちびるがしびれた感じがする」、「歯ぐきに白色あるいは灰色の硬いものが出てきた」、「抜歯後の治りがよくない」、「歯がぐらついてきて、自然に抜けた」。
薬物性味覚障害	「味を感じにくい」、「嫌な味がする」、「食べ物の味が変わった」「食事がおいしくなくなった」。
薬剤性せん妄	会話にまとまりがなく、なんとなくボーっとしている。 夕方から夜にかけて、興奮して眠らなくなる。 時間や日付、自分のいる場所、家族の名前などを言い間違う。 人が変わったように不機嫌でイライラする。 実在しない人や物が見えるような動作をする（幻視）。

13.4　副作用の見方・伝え方

表 13.2　代表的な重篤な副作用の症状（続き）

副作用名	症状
アカシジア	「体や足がソワソワしたりイライラして、じっと座っていたり、横になっていたりできず、動きたくなる」、「じっとしていられず、歩きたくなる」、「体や足を動かしたくなる」、「足がむずむずする感じ」、「じっと立っていられず、足踏みしたくなる」など。
悪性症候群	「他の原因がなく、37.5℃以上の高熱が出る」、「汗をかく」、「ぼやっとする」、「手足が震える」、「身体のこわばり」、「話しづらい」、「よだれが出る」、「飲み込みにくい」、「脈が速くなる」、「呼吸数が増える」、「血圧が上昇する」。
急性膵炎（薬剤性膵炎）	「急に胃のあたりがひどく痛む」、「吐き気」、「おう吐」がみられる。お腹の痛みはのけぞると強くなり、かがむと弱くなる。
アナフィラキシー	「皮ふの赤み」、「じんま疹」、「のどのかゆみ」、「吐き気」、「くしゃみ」、「せき」、「ぜーぜー」、「声のかすれ」、「息苦しさ」、「どうき」、「ふらつき」など。
血管性浮腫	「急に、くちびる、まぶた、舌、口の中、顔、首が大きく腫れる」、「のどのつまり」、「息苦しい」、「話しづらい」。
スティーヴンス・ジョンソン症候群	「高熱（38℃以上）」、「目の充血」、「めやに（眼分泌物）」、「まぶたの腫れ」、「目が開けづらい」、「くちびるや陰部のただれ」、「排尿・排便時の痛み」、「のどの痛み」、「皮ふの広い範囲が赤くなる」がみられ、その症状が持続したり、急激に悪くなったりする。
中毒性表皮壊死融解症（中毒性表皮壊死症）	「高熱（38℃以上）」、「目の充血」、「くちびるのただれ」、「のどの痛み」、「皮ふの広い範囲が赤くなる」、がみられ、その症状が持続したり、急激に悪くなったりする。
無顆粒球症	「突然の高熱」、「さむけ」、「のどの痛み」。
薬剤性好酸球性肺炎	「から咳」、「階段を上ったり・少し無理をすると息切れがする・息苦しくなる」、「発熱」など。
間質性肺炎	「空咳が出る」、「階段を登ったり、少しはやく歩いたりすると息が苦しくなる」、「発熱する」などの症状がみられ、特にこれらの症状が、薬を飲んでから、急に出現したり、持続する。
横紋筋融解症	「手足・肩・腰・その他の筋肉が痛む」、「手足がしびれる」、「手足に力がはいらない」、「こわばる」、「全身がだるい」、「尿の色が赤褐色になる」。
偽アルドステロン症	「手足のだるさ」、「しびれ」、「つっぱり感」、「こわばり」がみられ、これらに加えて、「力が抜ける感じ」、「こむら返り」、「筋肉痛」が現れて、だんだんひどくなる。

（PMDA「重篤副作用疾患別マニュアル」[7]より抜粋して作成：2024/8 現在）

第 13 章　注意事項等情報 / 添付文書から見た患者指導

C. 副作用の伝え方で気をつけるべきこと

　添付文書には、可能性のある副作用がすべて記載されています。すべて伝えると情報量が多くなりすぎて、患者が理解できなくなってしまったり、怖がって薬を飲むのをやめてしまったりすることが起こります。しかし、伝えなかったら気づくのが遅れ、進行してしまう可能性も考えられます。場合によっては伝えなかった薬剤師に法的責任が問われることもあります。まずは、重大な副作用の自覚症状は必ず伝えるようにしましょう。そして、頻度の高い副作用については患者を動揺させないために伝えておいたほうがよいでしょう。副作用が起こりやすい時期がわかっているものについては伝えておくとよいでしょう。そのほかについては説明書に記載するという方法もあります。または、「いつもと違うことが起こったら連絡ください」と薬剤師に気軽に相談するように伝えるのがよい方法だと思います。

　ところで、添付文書の副作用の記載の冒頭には、「次の副作用があらわれることがあるので、観察を十分に行い、異常が認められた場合には投与を中止するなど適切な処置を行うこと。」とあります（図13.9A）。十分な観察とは具体的にはどう伝えればよいのでしょうか。1つの方法として、日常観察する部位を伝えてはどうでしょう。ワーファリンなら、『毎日「顔」、「手足」、「尿」、「便」を見て、いつもと違うと思ったら連絡ください。また、「疲れやすい」、「気持ちが悪い」、「お腹が痛い」など体調がいつもと違うと思ったときも連絡ください。』などと説明するとよいでしょう。

13.5 ┃ 服用中の注意事項

　副作用以外に患者に注意してほしいことは、「**9. 特定の背景を有する患者に関する注意**」、「**10. 相互作用**」、「**14. 適用上の注意**」に記載されています。

(1)「9. 特定の背景を有する患者に関する注意」

　「合併症・既往歴等のある患者」、「腎機能障害患者」、「肝機能障害患者」、「生殖能を有する者」、「妊婦」、「授乳婦」、「小児等」、「高齢者」それぞれについて注意することや指導することが書かれています。これらについては添付文書の性質上、とても慎重に記載されています。つまり安全性が明らかになっていない場合は、「治療上の有益性が危険性を上回ると判断される場合

にのみ投与すること。」などと記載されています。妊娠中や妊娠を希望される女性の服薬については、国立成育医療研究センターの「妊娠と薬情報センター」[9]での情報が参考になります。薬の詳しい対応については「Part II 患者ライフステージ・シチュエーション別 服薬指導　第4～6章」を読んでください。

(2)「10. 相互作用」、「14. 適用上の注意」

薬や食べ物および健康食品との相互作用や交付時に注意すべきことは添付文書の中の「**10. 相互作用**」(図13.11)、「**14. 適用上の注意**」(図13.12)に記載されています。

PMDAの「患者向医薬品ガイド」[4]では、「この薬の使用中に気をつけなければならないことは？」にまとめて記載されています。

患者へのアドバイスとして、医療機関受診時、一般用医薬品購入時には、必ず服用薬について伝え相談するよう説明しておきましょう。お薬手帳を常に携帯するようにしてもらえば安心です。また、病院やクリニックではお薬手帳を見せることがあっても、歯科医受診時には意識しない患者もいることと思います。歯科医で治療を受ける際には抗凝固薬などは注意が必要です。歯科医受診時にも必ず伝えるよう指導しておきましょう。

10. 相互作用

本剤（光学異性体のS体）は、主として肝薬物代謝酵素CYP2C9によって代謝される。[16.4参照]

10.1 併用禁忌（併用しないこと）

薬剤名等	臨床症状・措置方法	機序・危険因子
骨粗鬆症治療用ビタミンK_2製剤 メナテトレノン （グラケー） [2.8、8.5参照]	本剤の効果を減弱する。 患者が本剤による治療を必要とする場合、本剤による治療を優先し、骨粗鬆症治療用ビタミンK_2製剤の投与を中止すること。	ビタミンKが本剤のビタミンK依存性凝固因子の生合成阻害作用と拮抗する。
＊イグラチモド （ケアラム） [2.9参照]	本剤の作用を増強することがある。 患者が本剤による治療を必要とする場合、本剤による治療を優先し、イグラチモドを投与しないこと。	機序は不明である。
ミコナゾール（ゲル剤・注射剤・錠剤） （フロリードゲル経口用、フロリードF注、オラビ錠口腔用） [2.10参照]	本剤の作用を増強することがある。また、併用中止後も、本剤の作用が遷延し、出血やINR上昇に至ったとの報告もある。 患者が本剤による治療を必要とする場合、本剤による治療を優先し、ミコナゾール（ゲル剤・注射剤・錠剤）を投与しないこと。	ミコナゾールが本剤の肝薬物代謝酵素を阻害する。

10.2 併用注意（併用に注意すること）

薬剤名等		臨床症状・措置方法	機序・危険因子
催眠鎮静剤	バルビツール酸系及びチオバルビツール酸系薬剤 フェノバルビタール等	本剤の作用を減弱することがあるので、併用する場合には血液凝固能の変動に十分注意しながら投与すること。	相手薬剤が本剤の肝薬物代謝酵素を誘導する。
	抱水クロラール トリクロホスナトリウム	本剤の作用を増強することがあるので、併用する場合には血液凝固能の変動に十分注意しながら投与すること。	相手薬剤の活性代謝物が本剤の血漿蛋白からの遊離を促進する。
抗てんかん剤	カルバマゼピン プリミドン	本剤の作用を減弱することがあるので、併用する場合には血液凝固能の変動に十分注意しながら投与すること。	相手薬剤が本剤の肝薬物代謝酵素を誘導する。
	フェニトイン ホスフェニトインナトリウム水和物	本剤の作用を減弱又は増強することがある。 また、フェニトインの作用を増強することがある。 併用する場合には血液凝固能の変動及びフェニトインの中毒症状又は血中濃度の上昇に十分注意しながら投与すること。	相手薬剤が本剤の肝薬物代謝酵素を誘導し、本剤の作用を減弱する。 相手薬剤が本剤の血漿蛋白からの遊離を促進し、本剤の作用を増強する。 本剤が相手薬剤の肝薬物代謝酵素を阻害し、相手薬剤の作用を増強する。
	エトトイン	本剤の作用を増強することがある。	相手薬剤が本剤の血漿蛋白からの遊離を促進する。

図13.11　「10. 相互作用」(ワーファリンの添付文書[2]より)

第13章　注意事項等情報／添付文書から見た患者指導

```
14．適用上の注意
14.1 薬剤交付時の注意
〈製剤共通〉
14.1.1 使用上の注意に該当する記載内容の他、次の事項につ
  いて患者へ必要と考えられるアドバイスを行うこと。
  （1）必ず指示された通りに服用すること（服用を忘れた時の対
    応の仕方も併せて）。
  （2）定期的に診察を受け、血液凝固能検査（プロトロンビン時
    間及びトロンボテスト）を必ずしてもらうこと。
  （3）手術や抜歯をする時は、事前に主治医に相談すること。
  （4）創傷を受けやすい仕事に従事しないこと。
  （5）納豆、クロレラ食品及び青汁は本剤の抗凝固作用を減弱さ
    せるので避けることが望ましい4)～6)。
  （6）他院や他科に受診の際は、本剤の服用を医師、歯科医師、
    又は薬剤師に知らせること。
14.1.2 患者用説明書、患者携帯用の抗凝固薬療法手帳を用意
  してあるので、必要に応じ、適宜これを用いること。
〈ワーファリン錠〉
14.1.3 PTP包装の薬剤はPTPシートから取り出して服用する
  よう指導すること。PTPシートの誤飲により、硬い鋭角部が
  食道粘膜へ刺入し、更には穿孔をおこして縦隔洞炎等の重篤
  な合併症を併発することがある。
```

図13.12　「14．適用上の注意」（ワーファリンの添付文書2)より）

13.6 ｜ 貯法の見方・伝え方

（1）ワーファリンの例

　貯法については「**20. 取扱い上の注意**」に記載されています 2)。「光を遮り保存すること（光により変色及び含量の低下を認めることがある）。」と書いてあります。これくらいなら患者でも理解できそうです（図13.13A）。

　では、「患者向医薬品ガイド」3)にはどのように書いてあるでしょうか（図13.13B）。

　「日光を避けて室温（1～30℃）で保管してください。」と、より具体的で実行しやすい表現になっています。このように患者に貯法を説明するときは、患者が想像しやすく、すぐに実行しやすいような説明をするとよいと思います。「日光を避けて」を「缶や箱などの入れ物に保管する」と説明すると、なお、わかりやすいと思います。缶に保管すると湿気を防ぐことができるのでお勧めです。

　室温とは、1～30℃と日本薬局方で定義されています。よって真夏の暑い日は冷房の効いた部屋に保管することが望ましいです。反対に1℃以下に下がる真冬は暖房の効いた部屋に保管する必要があります。

13.6　貯法の見方・伝え方

A．添付文書

> **20．取扱い上の注意**
> 〈ワーファリン錠〉
> **20.1** バラ包装は開栓後、光を遮り保存すること（光により変色及び含量の低下を認めることがある。なお、錠0.5mgのPTPはUVカットフィルムを使用している）。
> **20.2** 錠0.5mg、錠5mgは錠剤に褐色や赤橙色の斑点がみられることがあるが、使用色素によるものである。
> 〈ワーファリン顆粒〉
> **20.3** 開栓後は光を遮り保存すること（光により含量の低下を認めることがある）。
> **20.4** 本剤は、顆粒表面に白色の付着物が見られることがあるが、添加物によるものである。

B．患者向医薬品ガイド

> **【その他】**
> ●この薬の保管方法は？
> ・日光を避けて室温（1～30℃）で保管してください。
> ・子供の手の届かないところに保管してください。

図13.13　貯法の記載の比較（ワーファリンの添付文書[2]および患者向医薬品ガイド[3]）

（2）インスリンの保管 [10]

　また、開封前の使い捨てのインスリン注入器は冷蔵庫に保管します。その際、凍結による変質を防ぐために凍結する心配のないところへ保管するよう指導することが大切です。「凍結する心配のないところ」というのは、通風口から離れたところ、例えば、卵を保管する場所、野菜室やドアポケットです。また、使い始めたら冷蔵庫には戻しません。結露による注入器の故障を防ぐためです（図13.14）。このことはメーカーの取扱説明書に書かれています。メーカーのホームページからダウンロードできるので使用しましょう。

> **20. 取扱い上の注意**
> 〈製剤共通〉
> **20.1** 凍結を避け、遮光して2～8℃で冷蔵保存すること。
> **20.2** 使用開始後は30℃以下で保存し、28日以内に使用すること。
> 〈カート〉
> **20.3** 本剤をインスリンペン型注入器に装着したまま冷蔵庫に保存しないこと。
> 〈ミリオペン/ミリオペンHD〉
> **20.4** 使用開始後は、本剤を冷蔵庫に保存しないこと。

図13.14　インスリンの保管（ヒューマログ注の添付文書[10]より）

221

第 13 章　注意事項等情報 / 添付文書から見た患者指導

13.7 患者が誤解しやすいことがら

（1）相互作用のある薬や食べ物や健康食品は、同時に飲まなければ大丈夫か。

　場合によっては間隔が空いていても影響することがあります。例えば、抗生物質セフゾン服用中にサプリメントの鉄を飲みたい場合、3 時間以上空ければ服用可能です。しかし、ワーファリンと納豆の場合は、納豆の影響は長く続くので、服用中は禁止します。相互作用の欄に「間隔をあけて」の記載がない場合は、作用が長く続くので禁止と考えたほうがよいでしょう。

（2）手術や抜歯をするときは、いつ主治医に相談するか。

　わかり次第早めに相談したほうがよいと思います。長い場合、1 週間前にいったん服用を中止する必要があるからです。受診予定がすぐにない場合は、処方箋がなくても構いません。薬局を訪れ薬剤師に相談するよう伝えましょう。

（3）グレープフルーツジュースを避ける薬は、グレープフルーツも食べてはいけないのか。

　果物のグレープフルーツを食べることはできます。果物そのものには薬効に影響を与える成分以外のもの（食物繊維など）が含まれているため、ジュースよりも薬効に影響を与える成分の割合が少なくなります。そのため、果物なら食べることができます。

（4）「高所作業、自動車の運転など危険を伴う機械を操作する際には注意させること」とは。

　添付文書のこのような記載は、薬の副作用によりふらついて落下する危険があったり、ぼーっとして事故を起こしたりする可能性を心配して記載されています。職場で相談してそれらの作業を避けるようにするか、処方される前に主治医に相談して別の薬を処方してもらいましょう。

（5）患部に塗布する適量はどれくらいか。

　多くの患者が塗布する量が少なめであるといわれています。目安として軟膏やクリームなら人差し指の第一関節の長さである 1 フィンガーチップユニット（FTU）が提唱されています [11]。1 FTU が塗れる面積は両手のひら分です。ローション剤では 1 円玉大が 1 FTU に相当します [11]（第 9 章 p.156 参照）。

参考引用文献

1) 厚生労働省：医薬品，医療機器等の品質，有効性及び安全性の確保等に関する法律の改正を踏まえた添付文書等記載事項の情報通信技術を利用する方法による公表について（依頼），薬生安発0311第1号，令和2年3月11日
2) エーザイ株式会社：ワーファリン，添付文書（2023年11月改訂，第2版）
3) エーザイ株式会社：ワーファリン，患者向医薬品ガイド（2023年11月更新）
4) 独立行政法人医薬品医療機器総合機構（PMDA）ウェブサイト：患者向医薬品ガイド　https://www.pmda.go.jp/safety/info-services/drugs/items-information/guide-for-patients/0001.html
5) 山田隆史：弁護士が答えます！法律にまつわるあれこれ　薬剤の適応外使用について法的にはどのように考えられているの？　産と婦 90：1042-1043，2023
6) 社会保険診療報酬支払基金：審査情報提供事例（薬剤）　https://www.ssk.or.jp/shinryohoshu/teikyojirei/yakuzai/index.html
7) 独立行政法人医薬品医療機器総合機構（PMDA）ウェブサイト：重篤副作用疾患別対応マニュアル（患者・一般の方向け）　https://www.pmda.go.jp/safety/info-services/drugs/adr-info/manuals-for-public/0001.html
8) 独立行政法人医薬品医療機器総合機構（PMDA）ウェブサイト：重篤副作用疾患別対応マニュアル（患者・一般の方向け）、肝臓、薬物性肝障害　https://www.pmda.go.jp/files/000240141.pdf
9) 国立成育医療研究センター：妊娠と薬情報センター　https://www.ncchd.go.jp/kusuri/index.html
10) 日本イーライリリー株式会社：ヒューマログ注カート，ヒューマログ注ミリオペン，ヒューマログ注ミリオペンHD，添付文書（2020年5月改訂，第2版）
11) 藤原恵美子：第5章 フットケアの実際，5-2A 健康維持のための皮膚のケア，保清・保湿，新はじめよう！フットケア（西田壽代監修），pp156-159，日本看護協会出版会，2022

索引

数字・欧文

0410 対応　45
1 FTU　156, 222
3 段階除痛ラダー　136
ACE 阻害薬　98, 190
ARB　190
ARNI　192
Briggs Drugs in Pregnancy and Lactation　83
Ca 拮抗薬→カルシウム拮抗薬
COVID-19 感染症　44
DPP-4 阻害薬　195
Drugs and Lactation Database　83
EPCRC　140
Fantastic 4　193
FAS（fetal alcohol syndrome）　88
GnRH アゴニスト／アンタゴニスト　206
HMG-CoA 還元酵素阻害薬　196
LactMed®　83
LQQTSFA　38
M/P 比　80
MRA　192
NSAIDs　5, 27, 39, 41, 59, 78, 85, 96, 137
OIC（opioidinduced constipation）　138
OTC 医薬品　25, 31
　——の添付文書　35
PCSK9 阻害薬　197
PMDA　207, 209
PTP シート　106, 156
RID　80, 81
SGLT2 阻害薬　192, 196
SIDS　78
Underuse（過少処方）　120
α グルコシダーゼ阻害薬　195
β 遮断薬　191

和文

あ

相槌　162
悪液質　140
アセチルサリチル酸　59

アセトアミノフェン　39, 59, 70, 137
アリルイソプロピルアセチル尿素　39
アルコール（妊娠期・授乳期）　88
アロマターゼ阻害薬　206
アンジオテンシン受容体ネプリライシン阻害薬　192

い・う

痛み　133
　——のアセスメント　135
　——の性状と分類　135
一包化　106
一般用医薬品　25, 28
医薬品医療機器等法（医薬品、医療機器等の品質、有効性及び安全性の確保等に関する法律：薬機法）　15, 21, 44, 207
医薬品医療機器総合機構（PMDA）　207, 209
医薬分業　2, 3, 159
医療 DX　46
医療保険対象　113
医療面接における現病歴の 7 項目　38
医療用医薬品　31
医療用医薬品添付文書→添付文書
院外処方箋　2
インクレチン　195
飲酒（妊婦・授乳婦）　88
飲食物との混合　68
インスリン／インスリン製剤　193, 221
インフュージョンリアクション　204

え・お

栄養機能食品　29
液剤　176
エコチル調査　88
嚥下困難　104
嚥下反射　98
応需義務　146
嘔吐　72
横紋筋融解症　104, 197, 217
オーストラリア医薬品評価委員会　82
おくすり教育　41
お薬団子　65
お薬手帳　154, 160
おとな飲み　66, 67
オピオイド鎮痛薬　136
オピオイド誘発性便秘　138
　——治療　139
オンライン服薬指導　8, 44
　——の業務の流れ　51

索引

——の対応例　53

か

会計　148
介護保険　113, 120
　——対象　113
介護老人保健施設　117
咳嗽　190
かかりつけ薬剤師　18, 48
過少処方　120
カプセル剤の服用方法　107
カルシウム拮抗薬　111, 190, 212
がん　199
　——終末期　132
　——性疼痛治療　136
　——薬物療法における職業性曝露対策ガイド
　　ライン 2019 年版　141
簡易懸濁法　64, 105
肝機能障害　136, 203
間質性肺炎　203, 217
間質性肺疾患　205
患者指導　207
患者との位置　161
患者背景　6
患者向医薬品ガイド　211
管理医師　119
関連法規と通知　21

き・く・け

キーパーソン　8, 101, 121, 155
聞き方　162
疑義照会　99, 165, 171
喫煙（妊婦・授乳婦）　89, 90
機能性表示食品　29
記名（薬包紙）　62
居宅療養管理指導　7, 113, 156
空腹時の服用　109
薬が足りなかった　146
グリミン薬　194
グレープフルーツジュース　190, 222
クレーム　10, 145
クロラムフェニコール系抗菌薬　57
経口補水液　72
形式的監査　169
継続的なフォローアップ　14, 15, 166
計量　62
痙攣　58
下痢　71, 72, 201
健康食品　29

こ

抗アンドロゲン薬　206
抗エストロゲン薬　205
抗がん薬　141, 199
抗菌薬　57
高血圧治療ガイドライン 2019　189
高所作業　222
抗体薬　204
高尿酸血症　198
効能又は効果　210
後発医薬品　163
抗ヒスタミン薬　58
高齢化率　3
高齢者　93
高齢者の安全な薬物療法ガイドライン 2015
　97
コデイン　58
コミュニケーション能力　10
混合　62

さ

催奇形性・胎児毒性　82, 85
催奇形性期　77
剤形　56, 99, 105, 126, 163
在庫　164
在宅　7
在宅医療　113
在宅患者訪問薬剤管理指導　7, 113
在宅患者訪問薬剤管理指導料　18
在宅復帰　122
在宅訪問薬剤管理指導　48
債務不履行　19
坐剤　185
殺細胞性抗がん薬　199
　——＜注射薬＞　200
　——＜内服薬＞　201
サブスタンス P　98
坐薬　70
サルコペニア　93, 94
散剤（小児）　60, 70
散剤の調剤　172
産婦人科診療ガイドライン—産科編 2020　84
残薬　7, 67
残薬整理　149

し

支援相談員　121
自覚症状　214
時間がない　143

225

索引

脂質異常症　196
自助具　106, 127
施設　113
指定第 2 類医薬品　27
自動車の運転　222
指導箋　64
シプロヘプタジン　58
重篤副作用疾患別対応マニュアル　215
重量ロス　63
授乳　87
授乳婦　74
使用期限　110
小腸コレステロールトランスポーター阻害薬　197
小児　56
　——の調剤　60
小児用量　60
小分子化合物　202
初回利用者　161
職業への配慮　39
職業倫理　19
食後服用　102
食前薬　102
食直前　109
食品衛生法　29
食間服用　102
処方監査　169
徐放性製剤　100
処方箋　4, 168
　——監査　168
処方の工夫　126
シロップ剤　62, 185
人員配置　118
新型コロナウイルス感染症　5, 44
新生児　57
診断名　4
心不全　191
診療報酬　16
診療報酬・調剤報酬の不正請求　21

す・せ・そ
スポイト　65, 177
スポーツドリンク　72
スルファメトキサゾール　57
スルファメトキサゾール・トリメトプリム　57
スルホニルウレア　194
生活習慣病　111
生活習慣病の治療薬　107
生活スタイル　39

制吐薬適正使用ガイドライン　200
セキュリティー　52
絶対過敏期　77
説明の工夫（高齢者）　102
説明の工夫（小児）　64
セフゾン　222
セルフメディケーション税制　30
全か無か（All or None）の時期　76
全人的苦痛　133
選定療養　164
先天異常　76
せん妄　97
相互作用　219
相対過敏期　77
相対的乳児薬剤摂取量　80

た
第 1 類医薬品　27
第 2 類医薬品　27
第 3 類医薬品　28
胎児性アルコール障害　88
胎児毒性期　77
退所時　122
胎盤移行性　75
怠薬　67
代理人　155
多剤併用　95
他職種　115
多職種連携　129
脱カプセル　105
単シロップ　62, 68

ち
チアゾリジン薬　195
注意事項等情報　207
注射剤　181
　——の pH　184
長期収載品の選定療養　164
超高齢社会　113, 188
調剤基本料　148
調剤の工夫（高齢者）　98
調剤報酬　16, 17
調剤録　147
貼付剤　101
貯法　220
鎮痛薬　39, 136

つ・て・と
つわり　87

索引

低血糖　193
低出生体重児　57
ディスペンサー　180
適応外使用　211
適用上の注意　219
デジタルトランスフォーメーション　46
手帳記載加算　17
デメリット　49
添付文書　35, 81, 145, 207
点分業　159
添文ナビ®　208
島しょ　48
糖尿病　193
投薬瓶　178
投与間隔　100
登録販売者　41
特徴的な患者への対応　9
特定の背景を有する患者に関する注意　218
特定保健用食品　29
特別養護老人ホーム　117
特養　117
とろみ剤　105, 129

な行

内用液剤　176
苦くなる（飲食物との混合）　68
ニューキノロン系抗菌薬　57
乳酸アシドーシス　194
入所者への介入　120
乳鉢　63, 173
乳幼児突然死症候群（SIDS）　78
尿酸生成阻害薬　198
尿酸排泄促進薬　198
妊娠悪阻　87
妊娠週数　74
妊婦　74
熱性けいれん　58
飲みづらさ　107
飲み忘れ　103

は・ひ

配合剤　101
配合変化　181
排便コントロール　139
話し方　161
販売記録　40
ビグアナイド薬　194
非ステロイド性抗炎症薬⇒NSAIDs
秤取量の計算　171

秤量　173, 178
品質管理　184

ふ

フィブラート系薬剤　197
フォローアップ　52, 145, 166
副作用　71, 96, 104, 106, 199, 214, 216
副作用モニタリング　33
服薬アドヒアランス　125
服薬カレンダー　106
服薬管理指導料　18
服薬管理ノート　106
服薬困難（高齢者）　104
服薬指導　2, 44, 165
　　──の法的根拠　15
服薬能力判定試験（J-RACT）　127
服薬の工夫（小児）　65
服用回数とアドヒアランス　126
賦形　62
不法行為　20
プライバシー保護　50, 52
ブリストル便形状スケール　138
フレイル　93
プロメタジン　58
粉砕　63, 105
粉砕機　63
分子標的薬　202
分包器　60

へ・ほ

ベースラインリスク　76
ヘルスリテラシー　33, 34
便通異常症診療ガイドライン2023　138
便の異常　71
便秘対策　137
法令遵守　19
保健機能食品　29
保護者　69, 70
保存条件　184
母体のうつ病　87
発疹　71
母乳　78
　　──への薬剤移行　79
母乳育児　87
ホルモン療法薬　205

ま行

マイナ保険証（マイナンバーカードの保険証）
　160

227

マクロライド系抗菌薬　68
マスキング効果　68
待ち時間　10, 149
麻痺　156
麻薬性薬剤　58
見えにくい　157
水　62, 180
ミネラルコルチコイド受容体拮抗薬　192
耳が遠い　157
メートグラス　62, 178, 180
目薬（小児）　71
メスアップ　62
メスシリンダー　180
メトホルミン　194
メリット（オンライン服薬指導）　46
免疫チェックポイント阻害薬　204
面分業　159
モルヒネ　58
門前分業　159

や行
薬学管理料　18
薬学教育　10
薬機法　15, 44, 207
薬効　188, 209
薬効薬理　210
薬剤管理指導料　17
薬剤起因性老年症候群　96
薬剤師法　13, 14, 21
薬剤情報提供書　122, 165

薬剤情報提供料　17
薬剤変更に伴う情報提供書　123
薬札　171
薬袋　157, 171
薬物性肝障害　215
薬物動態（高齢者の）　95
薬物有害事象　96
薬力学（高齢者の）　95
薬理作用と服薬指導　5
薬歴（薬剤服用歴）　2, 15, 18, 170
有益性投与　82
要指導医薬品　25, 40
幼児用 PL 配合顆粒　59

ら行
ラスブリカーゼ　199
濫用等のおそれのある医薬品　28
利尿薬　189
リフィル処方箋　166
冷所保存製剤　184
レターオープナー　106, 127
老健施設　117
老年症候群　96
ロコモティブシンドローム　93, 94
ロペラミド　59

わ行
ワーファリン　209, 220, 222
ワルファリン　202

編著者紹介

大井 一弥
おおい かずや

城西大学薬学部薬学科卒業

現　在　鈴鹿医療科学大学薬学部臨床薬理学研究室教授　薬学部長。
博士（薬学）。
ICD（Infection Control Doctor）、日本医療薬学会指導薬剤師、日本老年薬学会老年薬学指導薬剤師。日本薬学会 第44回佐藤記念国内賞受賞。日本薬学会学術誌 Award "The Most Published Author Award 2017-2021 in BPB" 受賞。日本老年薬学会副代表理事。

NDC491　　238p　　21cm

これからの服薬指導ハンドブック　患者対応力を高める知識と技法
ふくやくしどう　　　　　　　　　かんじゃたいおうりょく たか　　ちしき ぎほう

2024 年 12 月 3 日　　第 1 刷発行

編著者　　大井一弥
　　　　　おおい かずや
発行者　　篠木和久
発行所　　株式会社　講談社　　　　　KODANSHA
　　　　　〒112-8001　東京都文京区音羽 2-12-21
　　　　　　　販　売　(03) 5395-5817
　　　　　　　業　務　(03) 5395-3615
編　集　　株式会社　講談社サイエンティフィク
　　　　　代表　堀越俊一
　　　　　〒162-0825　東京都新宿区神楽坂 2-14　ノービィビル
　　　　　　　編　集　(03) 3235-3701
本文データ制作　株式会社双文社印刷
印刷・製本　株式会社ＫＰＳプロダクツ

落丁本・乱丁本は，購入書店名を明記のうえ，講談社業務宛にお送りください。送料小社負担にてお取替えします。なお，この本の内容についてのお問い合わせは，講談社サイエンティフィク宛にお願いいたします。
定価はカバーに表示してあります。
© Kazuya Ooi, 2024

本書のコピー，スキャン，デジタル化等の無断複製は著作権法上での例外を除き禁じられています。本書を代行業者等の第三者に依頼してスキャンやデジタル化することはたとえ個人や家庭内の利用でも著作権法違反です。

Printed in Japan

ISBN978-4-06-534811-6

講談社の自然科学専門書（薬学系・医療系）

高齢者の服薬支援
総合力を活かす新知識と実践

秋下雅弘／倉田なおみ・編
A5 224頁 定価3,080円 📱978-4-06-156318-6

高齢者の特性から、疾患別薬物療法と支援のポイント、在宅医療、栄養サポート、嚥下障害、サルコペニア予防など、高齢者を取り巻くさまざまな視点を実例を盛り込みながら紹介。薬学生・薬剤師、医療職・介護職向け。

スタートアップ 服薬指導

大井一弥・編著
A5 256頁 定価2,640円 978-4-06-156300-1

新人薬剤師や実習生にむけて、最低限知っておいてほしい服薬指導のポイントをまとめた。薬物治療の知識、患者さんに確認すべきこと、伝え方のコツなど、現場で戸惑わない力がつく。Q&Aコーナーも充実。

好きになる薬理学・薬物治療学
薬のしくみと患者に応じた治療薬の選定

大井一弥・著
A5 208頁 定価2,420円 📱978-4-06-526055-5

薬理も薬物治療もこの1冊で。成書の橋渡しとなるようポイントを絞って重要事項をまとめました。章末には確認問題付き。カラー版。薬学部の学生のほか、薬の知識が必要な看護師、管理栄養士、理学療法士などのコメディカルにも最適。

みんなの医療統計
12日間で基礎理論とEZRを完全マスター！

新谷 歩・著
A5 256頁 定価3,080円 📱978-4-06-156314-8

『よくわかる解説編』と『EZRを用いて統計解析をしてみよう』の2部構成で、医療系に必要な統計解析の基礎がマスターできる。「既存の統計本は難しいし、具体的な統計解析ができない……」と困っている人に最適！

みんなの医療統計 多変量解析編
10日間で基礎理論とEZRを完全マスター！

新谷 歩・著
A5 272頁 定価3,080円 📱978-4-06-156321-6

誰もが難解と感じる線形回帰やロジスティック回帰など、多変量解析のコンセプトをマスターできる。ダウンロード可能なデータセットを用いて、実際に解析してみよう！

アルコール・薬物・ギャンブル・ゲームの依存ケアサポート
保健・医療・福祉のために

樋口 進・監修
A5 272頁 定価3,520円 📱978-4-06-530105-0

看護師、保健師、心理職、ソーシャルワーカー、作業療法士など、依存の患者さんの治療と社会復帰を支える方へ向けた決定版。依存の基礎知識から、エビデンスと経験に基づいた対応まで。フルカラーで読みやすい。

これからのヘルスリテラシー
健康を決める力

中山和弘・著
B5 240頁 定価2,860円 📱978-4-06-530106-7

基礎知識がなくても、ヘルスリテラシーが身につく1冊。フルカラーで視覚的にわかりやすい。諸外国との比較や、SNSや新型コロナウイルスなど近年の話題も詳細に解説。健康教育や公衆衛生、健康科学の教科書にお勧め。

語源図解 からだと健康の英単語

清水建二・著　植村健司／丸山洋二郎・監
四六 256頁 定価1,980円 📱978-4-06-518443-1

からだや医療に関する英語は難しくて長い英単語ばかり。でも、語源を知れば、一気に「理解しやすい、覚えやすい」世界に変わります。医学生、看護学生、医師、看護師、医療従事関係者へのオタスケ本！

※表示価格は消費税（10%）が加算されています。📱：電子書籍化済　　　　　　　　　　　　　［2024年11月現在］

講談社サイエンティフィク
https://www.kspub.co.jp/

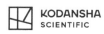